# 糖尿病性腎臓病の診かた，考えかた

編著　和田隆志　金沢大学医薬保健学総合研究科腎臓内科学教授
　　　柏原直樹　川崎医科大学腎臓・高血圧内科学教授

中外医学社

## ■執筆者一覧（執筆順）

| | |
|---|---|
| 和田隆志 | 金沢大学医薬保健学総合研究科腎臓内科学 教授 |
| 古市賢吾 | 金沢大学附属病院血液浄化療法部 准教授 |
| 湯澤由紀夫 | 藤田保健衛生大学医学部腎内科学 教授 |
| 稲熊大城 | 藤田保健衛生大学医学部腎内科学 教授 |
| 髙橋和男 | 藤田保健衛生大学医学部腎内科学 |
| 伊藤衣里 | 藤田保健衛生大学医学部腎内科学 |
| 秋山真一 | 名古屋大学大学院医学系研究科腎臓内科 |
| 久米真司 | 滋賀医科大学糖尿病内分泌・腎臓内科 学内講師 |
| 鈴木芳樹 | 新潟大学保健管理センター 教授 |
| 柏原直樹 | 川崎医科大学腎臓・高血圧内科学 教授 |
| 宮本 聡 | 岡山大学病院新医療研究開発センター |
| 四方賢一 | 岡山大学病院新医療研究開発センター 教授 |
| 小田香織 | 岡山大学大学院医歯薬学総合研究科腎・免疫・内分泌代謝内科学 |
| 利根淳仁 | 岡山大学病院糖尿病センター |
| 梶谷展生 | 国立病院機構岡山医療センター糖尿病・代謝内科 |
| 大西章史 | 岡山大学大学院医歯薬学総合研究科<br>血液浄化療法人材育成システム開発学 |
| 杉山 斉 | 岡山大学大学院医歯薬学総合研究科<br>血液浄化療法人材育成システム開発学 教授 |
| 遠山直志 | 金沢大学附属病院腎臓内科 |
| 徳丸季聡 | 金沢大学附属病院栄養管理部 |

# 序

　この度，中外医学社より『糖尿病性腎臓病の診かた，考えかた』を上梓することになりました．

　糖尿病性腎症・糖尿病性腎臓病の対策，克服は本邦だけではなく，世界共通の強い願いです．

　最近では，diabetic kidney disease（DKD）という用語が用いられ，日本腎臓学会，日本糖尿病学会では平成29年に「糖尿病性腎臓病」という名称を用いることになりました．その定義などは今後の課題ですが，DKDは広い概念と考えられています．ここには超高齢社会を反映した腎硬化症を主体とする病態やいわゆる"古典的な"糖尿病性腎症など多くの病態が包括されることが推測されています．

　こういった糖尿病性腎症・糖尿病性腎臓病の変遷がある中で，その病態，病理，臨床，そして治療，予後への最新の知見に基づく洞察力が求められています．特に，多様化する臨床病態，ことに古典的な腎症との相違を含めて，多くの英知の結集のもと，解明が一層進むとともに予後の改善，克服が達成されることを願ってやみません．

　本書では第一線でご活躍をされている先生にそれぞれ「自分の診かた，考え方」を記載していただいたことが大きな特長だと思います．本書を通じて，議論が深まり，腎症の一層の理解が進むことができれば編集に携わった一同，心より嬉しく存じます．なお本書では，糖尿病性腎臓病の紹介以外は「糖尿病性腎症」に基本的に統一しました．

　どうぞご一読いただき，忌憚のない建設的なご意見を伺えれば幸いです．また，本書が手にとっていただいた皆様に少しでもお役にたてば望外の喜びと一同考えております．

　　平成30年立夏

　　　　　　　　　　　　　　　　　執筆者を代表して
　　　　　　　　　　　　　　　　　　和田隆志
　　　　　　　　　　　　　　　　　　柏原直樹

# 目次

## Ch. I 臨床疫学　　　　　　　　　　　　　　　　　　　　　　［和田隆志］　1

- 超高齢社会により糖尿病性腎症・糖尿病性腎臓病は
  どのように変化したか？ ……………………………………………… 2
- 糖尿病例における正常アルブミン尿かつ腎機能低下例：
  糖尿病性腎症？ ……………………………………………………… 4
- 2 型糖尿病にみられる糖尿病性腎症の早期病変とは？ ………… 6
- 高齢者の糖尿病性腎症の臨床的な特徴は？ …………………… 8
- 糖尿病性腎症と腎硬化症 ………………………………………… 8
- 現在社会を背景とした糖尿病性腎症レジストリー …………… 10
- 糖尿病性腎症病期分類 2014 ……………………………………… 11
- 2 型糖尿病例では急性腎障害が起こりやすい ………………… 15
- 糖尿病性腎症とアジア諸国を中心とした国際共同研究の展開 …… 17
- 糖尿病性腎症は寛解が見込まれるか？ ………………………… 18
- アルブミン尿・蛋白尿が改善すると予後の改善も見込まれる？ …… 20
- 糖尿病性腎症とチーム医療 ……………………………………… 20

## Ch. II 病理・臨床像　　　　　　　　　　　　　　　　　　　　　［古市賢吾］　27

- 腎生検の適応 ……………………………………………………… 27
  - 臨床的背景　27
  - 糖尿病性腎症の臨床的特徴　28
  - 腎生検を考慮するポイント　28
  - 腎生検の意義　29
- 病理所見の定義とその鑑別 ……………………………………… 30
  - びまん性病変　32
  - 結節性病変　34
  - びまん性病変と結節性病変の鑑別　35
  - GBM 二重化・内皮下腔開大　36
  - 滲出性病変　38
  - メサンギウム融解　39

糸球体肥大　40

糸球体門部小血管増生　41

全節性硬化　43

分節性硬化　44

間質線維化 / 尿細管萎縮　46

間質の細胞浸潤　47

細動脈硝子化　49

動脈硬化　51

▌糖尿病性腎症と腎硬化症 ･････････････････････････････････ 52

糖尿病性腎症　52

腎硬化症　53

糖尿病性腎症と腎硬化症　55

▌病理所見の臨床的意義 ･････････････････････････････････ 56

## *Ch.* **III** 診断・バイオマーカー
［湯澤由紀夫，稲熊大城，髙橋和男，伊藤衣里，秋山真一］　66

▌臨床診断 ･･･････････････････････････････････････････････ 66

糖尿病の分類と診断　67

どういう場合に糖尿病性腎症を疑うか？　70

糖尿病性腎症診断の実際の例　72

▌病理診断 ･･･････････････････････････････････････････････ 75

糖尿病性腎症による腎の変化　76

病態生理　77

腎生検の適応　80

結節性病変の鑑別　81

▌臨床的バイオマーカー ･････････････････････････････････ 82

バイオマーカー　83

腎障害の理想的なバイオマーカーは？　83

尿中バイオマーカー　86

血清・尿中の炎症性バイオマーカー　90

血清・尿中の酸化ストレスバイオマーカー　92

▌基礎的バイオマーカー ･････････････････････････････････ 92

バイオマーカー探索技術の進歩　93

オミックス科学と分析技術　94

糖尿病性腎症における基礎的バイオマーカー　96

システムズ生物学への統合と人工知能による診療時代の到来　100

# Ch.IV 治療①：生活習慣に関わる治療・指導　103

## 1 生活指導・運動療法 ······················[久米真司] 103

### ▌生活指導の実際 ····························104

生活指導概論　104

生活習慣改善・維持のための戦略 ―目標の設定―　106

生活習慣改善・維持のための戦略 ―自己管理のサポート―　108

糖尿病性腎症患者に求められる生活指導　109

生活指導の一実践例　110

生活指導のまとめ　113

### ▌運動療法 ································114

糖尿病性腎症における運動療法の現状　114

糖尿病性腎症における運動療法の有効性　115

運動療法の実際―リスク評価と注意事項―　117

運動療法の実際―運動療法の処方―　118

運動療法のまとめ　120

## 2 食事療法 ···························[鈴木芳樹] 122

### ▌CKD および腎症の食事療法基準 ·················122

### ▌エネルギー ······························125

### ▌蛋白質 ·······························126

### ▌ナトリウム（食塩）·························128

### ▌カリウム ·····························129

### ▌リン ·································129

### ▌CKD および腎症における LPD に関するエビデンス ·········130

腎代替療法までの期間延長　131

腎機能低下の抑制　131

尿蛋白（アルブミン）量の減少　133

サルコペニア，フレイル，protein-energy wasting（PEW）　134

### ▌体重の取り扱い方 ·······················136

### ▌注目されている問題および今後の食事療法の展望 ··········136

iii

## Ch. V 治療②：血圧管理 [柏原直樹] 139

- 治療の基本方針 ……………………………………………… 141
- 糖尿病性腎症の基盤病態 …………………………………… 141
  - 腎内微小血行動態の異常　141
  - 血管内皮機能障害　142
- 糖尿病性腎症における血圧管理：130/80 mmHg 未満の
  厳格な降圧が必要 …………………………………………… 143
- 糖尿病性腎症の第一選択薬：RA 系阻害薬 ……………… 144
  - 糖尿病性腎症進展抑制，重症化抑制効果　145
  - 糖尿病性腎症の発症抑制効果　145
- 降圧薬併用療法 ……………………………………………… 146
  - RA 系阻害薬と利尿薬の併用のアドバンテージ　147
  - Ca 拮抗薬併用のアドバンテージ　148
  - RA 系阻害薬の併用療法　149

## Ch. VI 治療③：血糖管理と新しい治療法の開発 153

### 1 G1〜G3a の血糖コントロール …………[宮本 聡, 四方賢一] 153

- 糖尿病性腎症の病期分類 …………………………………… 154
  - 治療方針　155
  - 血糖コントロールの目標値　155
- 血糖コントロールと腎症の進展抑制 ……………………… 157
- 血糖コントロール上の留意点 ……………………………… 158
- G3a における薬物療法上の留意点 ……………………… 159

### 2 G3b 以降の血糖コントロール …………[小田香織, 四方賢一] 163

- 経口血糖降下薬 ……………………………………………… 164
- インスリン製剤 ……………………………………………… 168
- GLP-1 受容体作動薬 ……………………………………… 168

**Column 1** 糖尿病性腎症の透析管理 ……………[大西章史，杉山　斉] 171

血糖管理　172

体液管理　175

血圧管理　176

骨代謝の管理　177

透析療法の選択（血液透析か，腹膜透析か）　179

**3** 糖尿病治療薬の選択 …………………………[利根淳仁，四方賢一] 183

■糖尿病治療薬の選択にあたって ………………………………… 183

ビグアナイド薬　183

DPP-4 阻害薬　185

GLP-1 受容体作動薬　187

SGLT2 阻害薬　187

SU 薬，速効型インスリン分泌促進薬（グリニド薬）　188

その他の薬剤（α グルコシダーゼ阻害薬，チアゾリジン薬）　188

インスリン　188

■腎保護作用が期待される糖尿病治療薬 ………………………… 189

**4** 集約的治療 ……………………………………………[梶谷展生] 191

■糖尿病性腎症に対する集約的治療 ……………………………… 191

■早期腎症を有する 2 型糖尿病に対する集約的治療の効果 …… 192

■顕性腎症患者に対する集約的治療の効果 ……………………… 195

■本邦における糖尿病性腎症の進展抑制のための集約的治療 … 196

**Column 2** チーム医療の実践スキル

………………………[遠山直志，徳丸季聡，古市賢吾，和田隆志] 198

チーム医療とは　198

糖尿病性腎症におけるチーム医療の目的　198

糖尿病性腎症のチーム医療を実践する仕組み　199

チーム医療における専門性　200

チーム医療を推進する診療体制　201

チーム医療に対する診療報酬　203

チーム医療の研究例①：Steno-2 試験　203

チーム医療の研究例②：FROM-J 研究　204

チーム医療の研究例③：DNETT-Japan 試験　205

## 5 期待される今後の治療薬 ················[四方賢一] 207

▎糖尿病性腎症の成因と治療薬 ······························ 207
　　糸球体血行動態異常とレニン・アンジオテンシン系の亢進　208
　　糖化反応　210
　　酸化ストレス　210
　　細胞内代謝異常　210
　　炎症　211
▎新たな糖尿病治療薬の開発 ····························· 211
　　ミネラルコルチコイド受容体拮抗薬　211
▎エンドセリン受容体拮抗薬 ························· 213
　　バルドキソロンメチル　215
　　SGLT2 阻害薬　216
　　GLP-1 受容体拮抗薬　216

索引 ···································· 219

# 第 I 章

## Chapter I

# 臨床疫学

　2016年4月に世界保健機構から糖尿病を患う人は2014年に世界で4億2,200万人にのぼると報告された．これは1980年当時1億800万人であったことから大幅に増加している．本邦においては，平成28年国民健康・栄養調査（平成29年9月）によると，「糖尿病が強く疑われる者」は20歳以上の男性16.3％，女性9.3％であった 図1 ．これは平成9年以降，その人数は増加している．糖尿病の重要な臓器合併症の一つである糖尿病性腎症は細小血管障害により生じ，新規透析導入の最大の原疾患である．その予防に加え，腎予後のみならず生命予後の改善は医学的，社会的に重要である．早期腎症は微量アルブミン尿が出現した時点で鑑別診断をした上で臨床的に診断する．したがって，検尿，尿アルブミン値の測定は重要である．尿蛋白陰性か陽性（＋1）の患者に尿アルブミンを測定する．一方，アルブミン尿を認めない腎機能

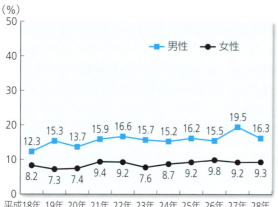

図1 糖尿病が強く疑われる者の年次別推移
（厚生労働省．平成28年国民健康・栄養調査結果の概要報告）

が低下した糖尿病例も存在することが知られるようになってきた．さらに，血糖・血圧・脂質コントロールなどの包括的な治療により，寛解例も報告されている．現在，本邦は超高齢社会となっている．生活習慣の改善をはじめ，超高齢社会に即した多様な病態の解明，治療薬の適切な使用などを通じて一層の予後の改善が期待される．また，最近になり，多様化する病態に合わせて，diabetic kidney disease（DKD）という言葉も用いられるようになっている．しかしながら，定義も国際的にも定まっておらず今後の課題と考えられる[1]．2017年（平成29年）になり糖尿病学会と日本腎臓学会の両理事会で，diabetic kidney disease に相当する日本語として「糖尿病性腎臓病」ということが示された．その定義・概念も含めて今後議論が深まることになると考える．こういった社会背景の変化，学問の進歩など踏まえながら，糖尿病性腎症・糖尿病性腎臓病の予防，治療，克服など総合的対策が一層強く求められている．

　それでは，糖尿病性腎臓病，そして腎生検により診断された糖尿病性腎症とはどういった疾患であり，現在の超高齢社会ではどのような臨床像であろうか，考えてみたい．

## 超高齢社会により糖尿病性腎症・糖尿病性腎臓病はどのように変化したか？

　従来，糖尿病性腎症は高血糖により生じる細小血管障害であり，3大合併症の一つである．典型（古典的）例では，微量アルブミン尿で発症し，蛋白尿の増悪・腎機能低下を経て末期腎不全に至る　図2　．これまで，糖尿病性腎症，ことに早期腎症と診断するには微量アルブミン尿の出現をもって行っている．したがって，早期診断のために検尿が重要である．そのため，尿蛋白陰性か陽性（1＋）の患者で尿アルブミンを測定する．なお，診断に際して，ある程度以上の糖尿病罹病期間（約5年以上），他の糖尿病性合併症（網膜症，神経障害）の存在，高度の血尿を認めないことなどが参考になる．その主要病変は糸球体に存在する．初期のびまん性病変から特徴的な結節性病変を示すKimmelstiel-Wilson病変を呈し，最終的に糸球体硬化に至る．このうち，糖尿病初期には糸球体濾過量（GFR）はやや上昇する（糸球体過剰濾過）が，

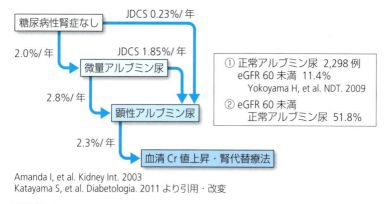

**図2** 糖尿病性腎症典型例の臨床経過

血糖コントロールを良好にすれば正常に復する．この時期を血糖管理不良のまま経過すれば，尿中アルブミンの排泄が増加し，約5～15年の経過で顕性アルブミン尿に移行する．顕性アルブミン尿の出現とほぼ同時期よりGFRの低下が始まり，末期腎不全へ進む．ネフローゼ症候群を示すこともある．糖尿病性腎症例は心血管病変，総死亡のリスクが高いことが臨床的な特徴である．

本邦の2型糖尿病1,558例の約8年におけるJDCS（Japan Diabetes Complications Study）の検討において，正常アルブミン尿例では，300 mg/gCr以上の顕性アルブミン尿を示す顕性腎症期になる頻度は年率0.23%であった．一方，30～150 mg/gCrの群ではその頻度は年率1.85%に上昇した．さらに，30～150 mg/gCrの群が300 mg/gCr以上になるリスクは30 mg/gCr以下の群の8.45倍であった[2]．さらに，現在行われているJDCP研究もたいへん参考になるデータが期待される．これは糖尿病のデータベースを作り，糖尿病合併症の治療状況の実態を分析する研究である．ベースラインデータの解析も出て，今後，経時的解析が待たれる．

本邦の2016年末の慢性透析患者数は329,609人である．頭打ち傾向とはなったものの，前年より4,623人の増加となっている．新規透析，慢性透析患者いずれの原疾患も糖尿病性腎症が第1位である．さらに，新規透析導入年齢は高齢化している．透析導入年齢は平均69歳であり，糖尿病性腎症は67歳である．そのピークは徐々に高齢化しており，ことに女性は80～84歳にある．また，この30年間の導入年齢を各原疾患でみると，糖尿病性腎症が

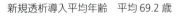

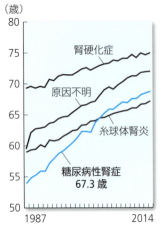

図3 各疾患における新規透析導入平均年齢の年次別推移
導入患者の高齢化が進んでいる．

最も急峻に高齢化していることがわかる 図3 ．本邦の急速に進む超高齢社会を背景に，糖尿病性腎症の腎機能低下例の年齢ピークが急速に高齢に傾いてきている．

## ■ 糖尿病例における正常アルブミン尿かつ腎機能低下例：糖尿病性腎症？

　糖尿病性腎症の診断において，臨床的に尿アルブミン測定は重要である．早期腎症は微量アルブミン尿が出現した時点で臨床的に診断される．この際，アルブミン尿は種々の病態で出現するため，鑑別診断が重要である．この主要病変は典型的には糸球体に存在し，びまん性病変から特徴的な結節性病変などが生じ，最終的に糸球体硬化に至る．

　近年，慢性腎臓病（chronic kidney disease: CKD）の概念が提唱され，糸球体濾過量推算式による腎機能（eGFR）の評価が普及してきた．これに伴い，超高齢社会とも関連し，アルブミン尿を認めず腎機能が低下した糖尿病例が知られるようになってきた．JDDM（糖尿病データマネジメント研究会）の調査では，2型糖尿病の正常アルブミン尿を示す2,298例のうち，eGFRが60未満である症例は11.4％であり 図2 ，臨床的には高い頻度で遭遇する症例群と考えられる．この傾向は本邦だけではない．米国でも同様に，ここ

**表1** 成人糖尿病例におけるアルブミン尿・腎機能の推移（1988〜2014年）

| NHANES Period | No. with Diabetes | Unadjusted Prevalence, % (95% CI) | | Adjusted Prevalence Ratio (95% CI)[b] | P Value for Trend |
| | | Based on a Single Laboratory Value | Accounting for Persistence[a] | | |
|---|---|---|---|---|---|
| Any diabetic kidney disease[c] | | | | | |
| 1988-1994 | 640 | 42.5 (38.4-46.6) | 28.4 (23.8-32.9) | 1 [Reference] | |
| 1999-2004 | 659 | 40.5 (37.5-43.6) | 27.3 (23.1-31.4) | 1.00 (0.90-1.11) | 0.39 |
| 2005-2008 | 573 | 39.3 (36.0-42.7) | 27.1 (22.6-31.4) | 0.99 (0.88-1.10) | |
| 2009-2014 | 874 | 38.1 (35.3-41.0) | 26.2 (22.6-29.9) | 0.95 (0.86-1.06) | |
| Albuminuria (ACR≧30 mg/g) | | | | | |
| 1988-1994 | 534 | 35.2 (31.1-39.5) | 20.8 (16.3-25.3) | 1 [Reference] | |
| 1999-2004 | 531 | 32.1 (29.0-35.3) | 18.9 (15.3-22.4) | 0.93 (0.79-1.06) | <0.001 |
| 2005-2008 | 447 | 30.4 (27.6-33.4) | 17.9 (14.0-21.9) | 0.86 (0.75-1.01) | |
| 2009-2014 | 645 | 27.1 (24.1-30.3) | 15.9 (12.7-19.0) | 0.76 (0.65-0.89) | |
| Macroalbuminuria (ACR≧300 mg/g) | | | | | |
| 1988-1994 | 155 | 7.9 (6.0-10.4) | 5.6 (2.8-8.4) | 1 [Reference] | |
| 1999-2004 | 141 | 7.4 (5.9-9.2) | 5.4 (3.1-7.7) | 0.93 (0.65-1.31) | 0.22 |
| 2005-2008 | 111 | 6.9 (5.4-8.7) | 4.9 (2.7-7.1) | 0.86 (0.60-1.23) | |
| 2009-2014 | 171 | 6.7 (5.6-8.2) | 5.0 (3.3-6.6) | 0.82 (0.59-1.14) | |
| Estimated GFR<60 mL/min/1.73 m² | | | | | |
| 1988-1994 | 214 | 13.1 (10.9-15.7) | 9.2 (6.2-12.2) | 1 [Reference] | |
| 1999-2004 | 273 | 16.0 (14.1-18.2) | 11.6 (8.5-14.6) | 1.33 (1.09-1.63) | <0.001 |
| 2005-2008 | 242 | 16.6 (14.2-19.4) | 11.8 (8.4-15.1) | 1.38 (1.09-1.75) | |
| 2009-2014 | 450 | 20.1 (18.5-21.8) | 14.1 (11.3-17.0) | 1.61 (1.33-1.95) | |
| Estimated GFR<30 mL/min/1.73 m² | | | | | |
| 1988-1994 | 22 | 1.0 (0.5-2.0) | NA | 1 [Reference] | |
| 1999-2004 | 39 | 1.7 (1.1-2.6) | NA | 1.86 (0.87-3.98) | 0.004 |
| 2005-2008 | 28 | 1.8 (1.2-2.7) | NA | 1.93 (0.90-4.11) | |
| 2009-2014 | 62 | 2.7 (2.0-3.7) | NA | 2.86 (1.38-5.91) | |

高齢社会？治療効果？

正常アルブミン尿例増加

腎機能低下例増加

（Afkarian M, et al. JAMA. 2016; 316: 602-10）[3]

30年間の経過で腎機能低下例，正常アルブミン尿例が増えている **表1**[3]．さらに，Chen らの Front Med（2017）の報告によると，腎機能が低下した糖尿病例の 22〜63％が正常アルブミン尿を示すことが報告された．さらに，これらの腎機能が低下した正常アルブミン尿例では，軽微な糸球体病変とは対照的に尿細管・間質病変ならびに血管病変が進展した"腎硬化症"の特徴を有する症例が多い．一方で，微量アルブミン尿例や顕性アルブミン尿例よりも典型的な糖尿病性糸球体病変を示す症例が少ないものの，結節性病変様の典型的

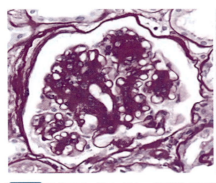 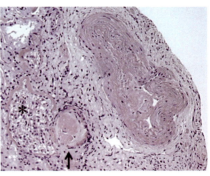

**図4** 正常アルブミン尿かつ腎機能低下糖尿病例の腎生検
糖尿病性腎症に特徴的な所見と腎硬化症所見が混在する.
典型的な糖尿病性腎症（6例）, 血管病変主体の腎硬化症所見（9例）であった.
(Shimizu M, et al. Clin Exp Nephrol. 2014; 18: 305-12)[4]

な糖尿病性腎症の所見がみられる 図4 [4]. ことに, 糖尿病性腎症に特徴的な病理所見に最も関連する指標は, 12年以上の糖尿病罹病期間と報告されている. したがって, 腎硬化症の要素がある上に, 症例により特徴的な糖尿病性腎症の糸球体病変が加わっていることになる. この特徴的な糸球体病変は30～40％の症例にみられることが判明してきた. 実際, Klessensらの剖検例での解析では, 蛋白尿・アルブミン尿のない糖尿病例でも剖検では腎症があることが判明している[5]. しかしながら, 臨床的にはアルブミン尿はみられないことから, 尿細管上皮細胞での再吸収の違いなど今後詰めるべき課題もみえてきた. したがって, 正常アルブミン尿を示し, 腎機能が低下した糖尿病例は, 基盤に血管病変と伴う腎硬化症の要素があり, 症例によって糖尿病性腎症に特徴的な障害, ことに糸球体病変がみられる例と軽度の例に分かれる"2重の構造"といった障害パターンが存在することが示唆される.

## ■ 2型糖尿病にみられる糖尿病性腎症の早期病変とは？

臨床的に微量アルブミン尿がみられない症例でも, 結節性病変様の典型的な糖尿病性腎症の所見がみられることも判明してきた. そうであれば, 糖尿病性腎症の初期から出現する早期病変は何であろうか.

このリサーチクエスチョンを検討するためには, 本邦の正常アルブミン尿期

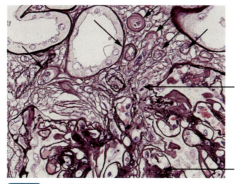

図5 門部小血管増生
(和田隆志,他監修.糖尿病性腎症と高血圧性腎硬化症の病理診断への手引き.2014)

の症例を病理学的に解析することが必要である.平成29年11月現在,多施設から長期予後が終える711例の臨床病理学的な解析を行っている.このうち,腎生検で診断した2型糖尿病に伴う糖尿病性腎症において,アルブミン尿が出現する以前に特徴的なびまん性病変や糸球体門部小血管増生がみられることが判明してきた 図5 [6].この門部小血管増生は新生血管増生と考えられ,糸球体血管極に輸入細動脈,輸出細動脈とは異なる小血管の増加がみられることである.また,血管壁にしばしば硝子化を伴うことが特徴とされている.興味深いことに,この門部小血管増生の存在はその後の腎予後にはあまり関連しない.そもそも輸出細動脈側に生じると考えられている意義は不明である.しかしながら,病理学的に連続切片による解析を行うと,この門部小血管増生は間質側につながっており,糸球体(血)圧を減少させる可能性も指摘されている.そのため,この存在そのものはあまり腎予後とは関連しないことも推測できるかもしれない.しかしながら,その病態,存在意義については未だ不明な点が多く,今後の重要な検討課題の一つと考える.また,この正常アルブミン尿期では,臨床的には腎症とは診断しえず,腎生検でのみ診断が可能となる.しかしながら,全例が生検の適応とはならない.そのため,特徴的な糖尿病性腎症に特異的かつ早期診断可能なバイオマーカーの確立が強く求められているのはこの背景も一つの理由である.

　本邦の多施設から多くの腎生検で診断した糖尿病性腎症を多数例集積し,解

析する解析基盤が確立されてきた．それに伴い，これまでみえていなかった2型糖尿病にみられる糖尿病性腎症の早期病変も徐々に明らかになりつつある．

## 高齢者の糖尿病性腎症の臨床的な特徴は？

　本邦において1990年から6年間行われた60〜75歳の高齢者2型糖尿病の123例を対象としたコホート研究によると，正常アルブミン尿から微量アルブミン尿への進行を認めた群では平均ヘモグロビンA1c値が高値であり[7]，微量アルブミン尿から顕性アルブミン尿へ進行した群では平均血圧が高値であった．血圧が顕性アルブミン尿への進行に重要な役割を果たすことは50〜75歳の微量アルブミン尿を合併した2型糖尿病の日本人22名の前向き研究でも確認されている．このことから，若年者と同様に，高齢者においても血糖と血圧の管理が糖尿病性腎症の発症と進展に重要な役割を果たすことが考えられる．

　腎症にとどまらず，高齢者は心血管病変にも留意する必要がある．ADVANCE研究のサブ解析によると，2型糖尿病患者において高齢（観察開始時の年齢）は大血管障害あるいは総死亡の増加に関連していた．一方，細小血管障害の発症増加とは関連しなかった．このことから，糖尿病を合併した高齢者では心血管イベントの増加に対して若年者よりも注意を払う必要があることが推測される．

## 糖尿病性腎症と腎硬化症

　前述のように，超高齢社会になり，少なくとも腎硬化症の病態が糖尿病性腎症をはじめ既存の腎臓病を修飾することが推測される．日本透析医学会の調査においても，新規透析導入患者の原疾患として腎硬化症は平成28年末に14.2％であり徐々に増加している．一方，腎硬化症は糖尿病性腎症に比較して腎予後は良好である．この点も本邦での多施設で集積した腎生検にて診断した糖尿病性腎症ならびに高血圧性腎硬化症の長期データがたいへん参考になる 図6 [6, 8]．"腎硬化症"は広い概念として捉えられている傾向がある．そのため幅広い病態が含まれていることが推測される．その観点からも，非糖尿病

|  | 症例数 | 平均観察期間 |
|---|---|---|
| 2 型糖尿病性腎症 | 600 例 | 6.0 年 |
| 腎硬化症 | 175 例 | 7.3 年 |

アウトカム
・透析導入
・腎移植

アウトカム：腎複合イベント
・腎代替療法導入
・血清クレアチニン値の倍化
・eGFR の半減

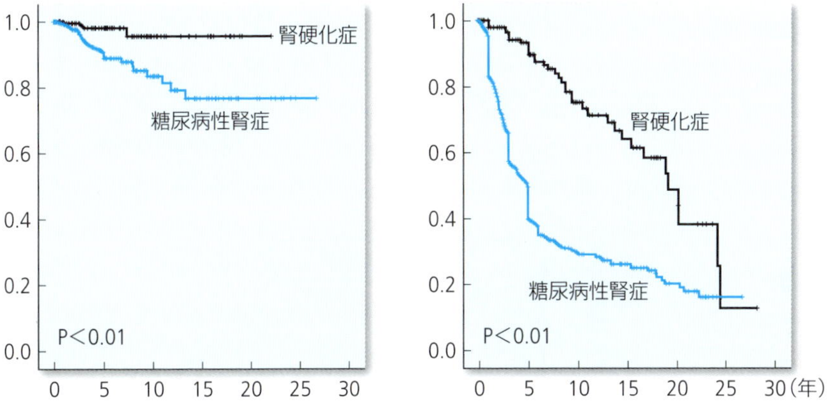

**図6** 腎生検での診断例

(Furuichi K, et al. Nephrol Transplant Dia. 2017; 33: 138–48[6]) および
Furuichi K, et al. Clin Exp Nephrol. 2017. Oct 27 ［Epub ahead of print][8]) をもとに作成)

で高血圧を伴い，腎生検にて診断された腎硬化症例でかつ長期の臨床データが紐づいた症例の解析は有用な情報をもたらすことと考える．この解析結果から，これまで蛋白尿は比較的少ないことが記載されていたが，ネフローゼ症候群レベルの尿蛋白を呈する症例もいることが判明した．このデータを用いて解析したところ，腎機能が低下した正常アルブミン尿を示す糖尿病例では，腎複合イベント発症（透析導入，eGFR の 50% 低下），心血管イベント発症，生命予後に関して，正常アルブミン尿の腎機能正常例と差を認めず，比較的予後が保たれていた．さらに，最近増加傾向と前述した正常アルブミン尿かつ腎機能低下を示す糖尿病例と高血圧性腎硬化症との予後の比較も可能である．興味深い所見として，両者は腎予後，心血管病変，全死亡とも差はなかった **図7** [9]．長期にわたり経過を追えた解析結果ではあるものの，症例数が少ないことがlimitation であり，今後さらなる解析が望まれる．

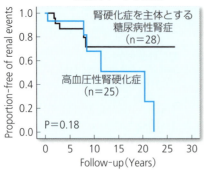
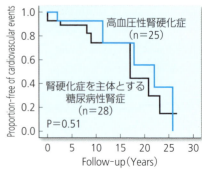
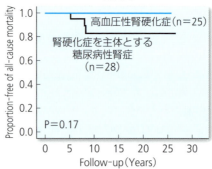

**図7** 腎硬化症を主体とする糖尿病性腎症と高血圧性腎硬化症の予後
※腎硬化症を主体とする糖尿病性腎症：びまん性病変スコアが軽度（メサンギウムの拡大≦毛細血管腔）で，血管病変（細動脈硝子化，血管内膜肥厚）が高度の症例を抽出した．
(Furuich K, et al. Clin Exp Nephrol. 2017 Oct 27.［Epub ahead of print］[8]）および Shimizu M, et al. Diabetes Care. 2013; 36: 3655-62[9]）をもとに作成）

## 現在社会を背景とした糖尿病性腎症レジストリー

　現在の超高齢社会を背景とした糖尿病性腎症の病態，予後を検討する目的で，糖尿病性腎症の前向きコホート研究である「糖尿病性腎症例を対象とした予後，合併症，治療に関する観察研究（Japan Diabetic Nephropathy Cohort Study: JDNCS）」が厚生労働省，AMED ならびに日本腎臓学会と連携して平成 21 年より進んでいる．本レジストリーは，腎症前期から腎不全期に至る幅広い病期の糖尿病性腎症を対象とし，尿検体の収集ならびに腎生検例

が含まれることを特色としている．この臨床・病理所見ならびに尿検体を用いて，本邦の糖尿病性腎症の病態，予後を検討している．現在，658例が登録されており，中央値6年の563例の追跡データも登録された．また，腎生検施行は62例，尿検体収集は456例であった．透析導入関連因子，心血管イベント発症関連因子を検討した[10]．さらに，腎機能低下例，アルブミン尿改善例の臨床背景も検討した．「早期診断と進展予防のためのバイオマーカー開発」と連携して，本レジストリー登録例の尿検体を用いたバイオマーカー候補の検証も進行している．さらに，SS-MIX2を活用したJ-CKD-DBとの連結の準備を進めている．

一方で，長期の経過を観察することで，蛋白尿，腎機能が改善する例も存在することがわかってきた．平成29年3月時点で，中央値6年の経過観察であり，改善する例の臨床病理学背景，薬剤との関連，寛解を予知するバイオマーカー候補の探索など十分には検討が進んでいない．今後の検討として重要な課題と考える．

今後もさらに長期経過を追い，超高齢社会という急激な社会変化を背景とした臨床病態，ことに腎，心血管病変，生命予後とその関連因子を検討することが期待される．特に進行するだけではなく，寛解に向けて改善する例も多くみられることも朗報だと考える．長期間の経過観察をさらに加えることにより，その増悪・寛解と関連する臨床病理学因子，薬剤との関連など示唆に富む内容が得られる期待が高い．加えて，本レジストリー登録例の経時的尿検体を用いたバイオマーカー探索と検証が進んでいる．これは本邦全体のバイオマーカー候補の探索とその検証に向けた基盤整備ができたと思っている．今後，このインフラのシステムを利用して，多くの臨床上有用なバイオマーカーが世に送り出されることを願って止まない．腎生検をしなくても診断，病勢判断，予後診断，治療反応性など評価できれば患者の侵襲性も低く，福音になると強く感じている．

## 糖尿病性腎症病期分類 2014

CKDの概念が浸透し，GFR推算式による腎機能（eGFR）での評価が普及してきた．あわせて，超高齢社会において，前述のように正常アルブミン尿か

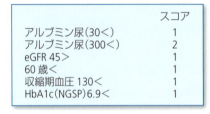

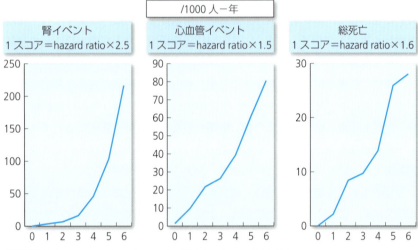

**図8** 簡便なスコア化により予後が推測できる可能性がある
(Thakar CV, et al. Clin J Am Soc Nephrol. 2011; 6: 2567-72)[14]

つ腎機能が低下した糖尿病例が増加していることが示されている．従来の腎症病期分類では，このような正常アルブミン尿や微量アルブミン尿の腎機能低下例を適切に分類することが困難であるという臨床的な課題も浮かび上がってきた．また，病理学所見との連関，予後などの評価といった課題も存在していた．これらの背景から，eGFRを用いた糖尿病性腎症病期分類が2014年に改訂された **図8**[11]．糖尿病性腎症の診療を考える上で，尿アルブミン値・尿蛋白値，腎機能が重要であることは論を待たない．さらに，この分類は予後（腎，心血管，総死亡）を勘案している．それぞれの程度により第1期（腎症前期），第2期（早期腎症期），第3期（顕性腎症期），第4期（腎不全期）ならびに第5期（透析療法期）に分類される．臨床上，普及している日本腎臓学会のCKD重症度分類も，原因（Cause：C），腎機能（GFR：G），蛋白尿

**表2** 糖尿病性腎症病期分類 2014

| 病期 | 尿アルブミン値（mg/gCr）<br>あるいは<br>尿蛋白値（g/gCr） | GFR（eGFR）<br>（mL/分/1.73 m²） |
|---|---|---|
| 第1期<br>（腎症前期） | 正常アルブミン尿（30 未満） | 30 以上[注2] |
| 第2期<br>（早期腎症期） | 微量アルブミン尿（30〜299）[注3] | 30 以上 |
| 第3期<br>（顕性腎症期） | 顕性アルブミン尿（300 以上）<br>あるいは<br>持続性蛋白尿（0.5 以上） | 30 以上[注4] |
| 第4期<br>（腎不全期） | 問わない[注5] | 30 未満 |
| 第5期<br>（透析療法期） | 透析療法中 | |

糖尿病性腎症は必ずしも第1期から順次第5期まで進行するものではない．本分類は，厚労省研究班の成績に基づき予後（腎，心血管，総死亡）を勘案した分類である（URL: http://mhlw-grants.niph.go.jp/, Wada T, et al; The Research Group of Diabetic Nephropathy, Ministry of Health, Labour, and Welfare of Japan. Clin Exp Nephrol. 2014; 18: 613-20) [12]

（アルブミン尿：A）による"重症度（予後）"を中心にすえている．臨床上の利便性を考慮し，CKD 重症度分類との関連性も示された．

　**表2** の注釈にも必ずしも第1期から順次第5期まで進行するものではない，と記載されている．さらに，本分類は厚労省研究班の成果に基づき予後（腎，心血管，総死亡）を勘案した分類であるとも記載されている．そこで引用されている論文 [12] の内容を簡単に触れてみる．平均7年間経過観察を行った糖尿病性腎症の「事前登録前向き試験」において，腎イベント（eGFR 半減，透析導入），心血管イベント，総死亡を検討した **表3** ．その結果，腎イベント，心血管イベントは微量，顕性とアルブミン尿の増加とともに増えることが判明した．特に，腎イベントでは腎機能低下とアルブミン尿の存在が予後により大きく影響を与えることが判明した．一方，総死亡のリスクは，eGFR 30 mL/分/1.73 m² 未満においては正常アルブミン尿例でもイベントリスクが増加することが判明した．これらの解析結果をもとに，腎イベント（eGFR 半減，透析導入），心血管イベント，総死亡を予測するスコアを考案してみた．アルブミン尿の存在がとても重要な予後関連因子であったため，顕性アルブミン尿ではその重み付けを2倍にした．さらに，その他の因子も加えて総合点

**表3** 顕性アルブミン尿群において腎機能低下により
腎イベントが増加する
*: P＜0.05

[腎イベント]

|  | eGFR ≧90 | eGFR ≧60 | eGFR ≧45 | eGFR ≧30 | eGFR ＜30 |
|---|---|---|---|---|---|
| 正常アルブミン尿 | Ref | | 0.7 | 1.8 | 6.0 |
| 微量アルブミン尿 | 3.3* | 3.0* | 3.4* | 3.1* | 5.8 |
| 顕性アルブミン尿 | 11.1* | 15.6* | 33.4* | 41.4* | 81.7* |

[心血管イベント]

|  | eGFR ≧90 | eGFR ≧60 | eGFR ≧45 | eGFR ≧30 | eGFR ＜30 |
|---|---|---|---|---|---|
| 正常アルブミン尿 | Ref | | 1.0 | 1.4 | 0.4 |
| 微量アルブミン尿 | 1.0 | 1.5* | 1.3 | 1.9* | 0.6 |
| 顕性アルブミン尿 | 1.3 | 2.1* | 1.9* | 2.4* | 2.0* |

[総死亡]

|  | eGFR ≧90 | eGFR ≧60 | eGFR ≧45 | eGFR ≧30 | eGFR ＜30 |
|---|---|---|---|---|---|
| 正常アルブミン尿 | Ref | | 1.6* | 1.2 | 7.6* |
| 微量アルブミン尿 | 1.5 | 1.4* | 1.2 | 0.8 | 9.3* |
| 顕性アルブミン尿 | 4.4* | 1.9* | 4.8* | 4.1* | 5.9* |

(Wada T, et al. Clin Exp Nephrol. 2014; 18: 613-20)[12]

により，リスク評価を試みた 図8 ．その結果のこのシンプルなスコア化でも予後を比較的よく反映できることが示された．さらに，海外臨床研究も含めた 31 研究を対象としたメタ解析で検証した[13]．その結果，正常アルブミン尿かつ正常腎機能をリスク比1としたところ，本邦での結果とほぼ同様であることが判明した 図9 ．

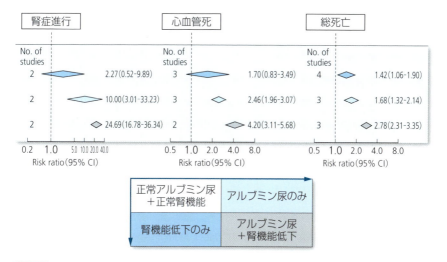

**図9** eGFRの各アウトカムにおける影響はアルブミン尿の影響に対して相乗的であった
(Toyama T, et al. PLoS One. 2013; 8: e71810)[13]

すでにこの新たな糖尿病性腎症病期分類2014が世に出て3年が経過する．この分類の有用性についての検証も求められる時期に入ってきた．また，2010年の発表されたTervaertらのJ Am Soc Nephrol誌の病理分類との国際比較も必要である．これらはすでに解析が終了しているので第Ⅱ章で詳細に述べることにする．

## 2型糖尿病例では急性腎障害が起こりやすい

2型糖尿病例では，経過中に急性腎障害（AKI）をきたす可能性が高いことが報告された[14]．eGFR 30未満のCKDステージ4に達する危険因子として，AKIが抽出され，そのハザード比は3.56倍であった．さらに，2回以上のAKIを生じる頻度も比較的高く，このような症例ではCKDステージ4に至る危険はさらに2倍となることが判明した．また，腎機能低下例においては糖尿病の存在がAKIの危険因子ともなる 図10 ．加えて，アルブミン尿の存在がAKIのリスクになる 図11 [15]．前述のように，腎機能低下かつアルブミン尿を有する例では腎予後が不良となる．これは進行性の腎機能低下のみな

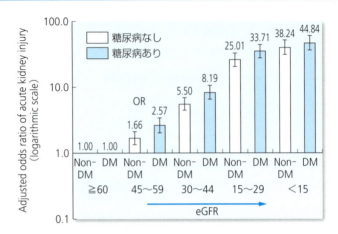

**図10** 腎機能障害例では糖尿病は AKI の危険因子である
(Hsu RK, et al. Curr Opin Nephrol Hypertens. 2011; 20: 211-7)[15]

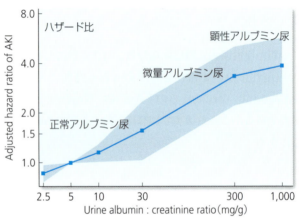

**図11** アルブミン尿の存在は AKI の危険因子である
(Hsu RK, et al. Curr Opin Nephrol Hypertens. 2011; 20: 211-7)[15]

らず，AKI の発症のリスクの高さとも関連しているかもしれない．加えて，高齢者では，薬剤，脱水などによる AKI の頻度が高いことが知られている．年齢に加えて，糖尿病例では AKI が生じる危険ならびにそれに伴って腎機能がより低下する可能性があり，日常診療でも注意が必要である．

## 糖尿病性腎症とアジア諸国を中心とした国際共同研究の展開

　高齢社会を背景にアジア，オセアニア地域において，新規透析導入症例が高齢化しているのが特徴である．実際，今後もアジアを中心に透析導入が増えることが予想されている 図12 [16]．この中で原疾患として注目されているのが糖尿病性腎症と腎硬化症である．これまで我々はすでに平成24年以降，台湾を中心にアジア，オセアニア地域コホートによる臨床研究を展開している．例えば，平成21〜23年度の厚生労働省研究班での成果に基づく臨床指標のみを用いた予後判定スコアリング 図8 を用いた共同研究も展開している．すで

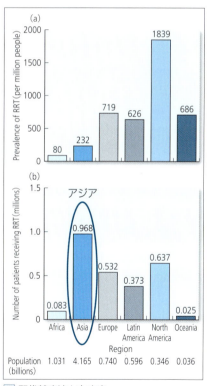

A 腎代替療法と有病率
　RRT=renal replacement therapy.

B 腎代替療法を必要とする推定患者数
　95% CIs shown as error bars. RRT=renal replacement therapy.

図12 アジアで腎代替療法が必要な症例数が増加することが予想される
（Liyanage T, et al. Lancet. 2015; 385: 1975-82）[16]

**表4** 腎・心血管イベント，総死亡に果たす腎機能，蛋白尿のインパクト

| | RRT or mortality | p value | RRT | p value | Mortality | p value | Cardiovascular event | p value |
|---|---|---|---|---|---|---|---|---|
| eGFR (mL/min/1.73 m²) | | | | | | | | |
| 30～45 | 1.000 (reference) | – | 1.000 (reference) | – | 1.000 (reference) | – | 1.000 (reference) | – |
| 20～30 | 1.932 (1.063-3.513) | 0.031 | 3.637 (1.548-8.549) | 0.003 | 1.251 (0.458-3.413) | 0.662 | 1.132 (0.571-2.242) | 0.723 |
| 10～20 | 3.842 (2.281-6.472) | < 0.001 | 8.495 (3.974-18.16) | <0.001 | 1.858 (0.704-4.900) | 0.211 | 0.837 (0.404-1.733) | 0.632 |
| ≦10 | 11.15 (6.052-20.53) | < 0.001 | 28.26 (12.15-65.70) | <0.001 | 2.067 (0.476-8.967) | 0.332 | 1.076 (0.372-3.114) | 0.892 |
| Urine PCR (g/g) | | | | | | | | |
| ≦0.15 | 0.266 (0.057-1.251) | 0.094 | NA | – | 0.815 (0.151-4.455) | 0.819 | 0.877 (0.285-2.692) | 0.818 |
| 0.15～0.5 | 1.000 (reference) | – | 1.000 (reference) | – | 1.000 (reference) | – | 1.000 (reference) | – |
| 0.5～3.5 | 1.249 (0.610-2.558) | 0.542 | 1.509 (0.531-4.290) | 0.440 | 1.571 (0.556-4.435) | 0.394 | 0.881 (0.402-1.934) | 0.753 |
| ≧3.5 | 3.889 (1.854-8.159) | <0.001 | 5.757 (2.009-16.50) | 0.001 | 2.290 (0.600-8.742) | 0.226 | 1.026 (0.401-2.626) | 0.958 |

(Chen PM, et al. Clin Exp Nephrol. 2017; 21: 307–15) [17]

に，この方法を台湾のコホートに合わせて修正して解析した国際共著論文を著した [17]．この中で，本邦と同様に，台湾の進行した糖尿病性腎症コホートでの解析でもその腎予後に蛋白尿と腎機能低下がとても重要な因子であることが判明した **表4**．現在，その地域，国を広げて本邦とのコホート間の国際比較を行っている．また，糖尿病性腎症をはじめ進行性腎臓病の予後判定に臨床応用可能と推測されるバイオマーカー候補の国際検証も進んでいる．特にアジア・オセアニア諸国は人種の観点からも本邦との国際比較は重要と考える．今後も，共同研究を展開し国際情報を発信し続けていきたい．

## 糖尿病性腎症は寛解が見込まれるか？

　これまで，糖尿病性腎症の臨床疫学を記載してきたが，これから少し糖尿病性腎症の寛解や将来の克服に向けて考えていきたい．

　治療は食事療法，運動など生活習慣の改善，血糖ならびに血圧コントロール，脂質管理なども含めて集約的に行う．顕性腎症期であっても本邦での寛解率は平均4.5年の観察期間で58.3％と報告された．寛解の関連因子として，

血糖管理（HbA1c 7.0％未満），血圧コントロール（収縮期 130 mmHg 以下）が示されている．このデータは画期的であり，我々に勇気を与えてくれる[18]．実際，この超高齢社会における，日常臨床を前向きに経過観察している JDNCS でも蛋白尿・アルブミン尿の改善が約 18％，腎機能区分の改善が約 8％にみられる[10]．これは中央値 6 年の経過観察を行った解析であり，今後経過観察を継続していくとその変遷，薬剤との関連性，寛解に果たす因子の解析，予後への影響も検討することができると思われる．このうち，血糖コントロールもとても重要である．ただし，腎症進行例では腎機能低下例も多く低血糖に注意する．さらに，後期高齢者でかつ CKD ステージ G4，5 例の血糖コントロールは低血糖のハイリスク群である．糖尿病治療薬の選択には十分注意する必要があり，糖尿病専門医との連携が強く勧められる．この際，単一の血糖のコントロール目標値を提案することは困難であること，HbA1c およびグリコアルブミン（GA）はかかる症例では参考程度に用いることも記載されている[19]．今後のエビデンスの蓄積に期待したい．厳格な血糖コントロールにより約 5 年の HbA1c 6.5％未満を目指す治療後，9.9 年の経過観察を行った ADVANCE-ON 研究では，長期にわたる腎保護効果が観察された．近年，

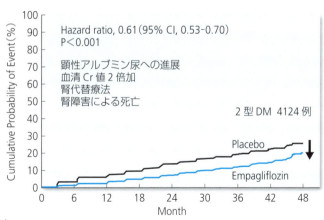

図13 SGLT2 阻害薬による腎保護効果
糖尿病性腎症：SGLT2 阻害薬により腎保護効果がみられる．
（Wanner C, et al. N Engl J Med. 2016; 375: 323-34)[20]

インクレチン関連薬やナトリウム・グルコース共輸送体2 (sodium-dependent glucose co-transporter 2: SGLT2) 阻害薬による糖尿病性腎症に対する有効性も報告されるようになってきた 図13 ．腎症に対して重要なエビデンスを示すメガスタディが報告されつつある．これまでに，2型糖尿病4,124例に対して，エンパグリフロジンによる顕性アルブミン尿への進展，血清Cr値2倍加，腎代替療法，腎障害による死亡は39%軽減されることが2016年にN Engl J Med誌に報告され，大きな反響があった[20]．我々も残存リスクに対して，先進医療Aとして「LDLアフェレシス療法の重度尿蛋白を伴う糖尿病性腎症に対する多施設臨床試験」（UMIN000014875）を実施している[21]．今後も種々の薬や新規のデバイスによる腎症に対するエビデンスの蓄積が期待される．

## アルブミン尿・蛋白尿が改善すると予後の改善も見込まれる？

現在，糖尿病性腎症に対する集約的治療により，ことに第2期（早期腎症期）において約半数で微量アルブミン尿が改善し，第1期（腎症前期）となる寛解も生じることが報告されている．さらに，顕性アルブミン尿例においても，正常あるいは微量アルブミン尿に改善することは前述したとおりである．この改善例では，その後の腎機能低下速度の抑制，心血管病変抑制がみられる滋賀医大の素晴らしい報告がなされている．現在，経過を観察しているJDNCSにおいて，アルブミン尿が改善した例はその後の腎予後が良いことが示されている[10]．一方で，中央値6年の経過では，アルブミン尿の改善は腎予後改善の独立した因子にはならない．今後の長期の経過観察が必要であろう．

## 糖尿病性腎症とチーム医療

治療の基本方針は，血糖コントロールと血圧コントロールである．食事療法，運動など生活習慣の改善，脂質管理なども含めて集約的に治療を行う．ここではチーム医療が重要な役割を果たす．最近では運動療法も重要な位置づけがなされている．治療の項目があるため詳細はそちらに譲るが，フレイル，サルコペニアの予防や治療の観点から運動療法の重要性がとみに叫ばれている．

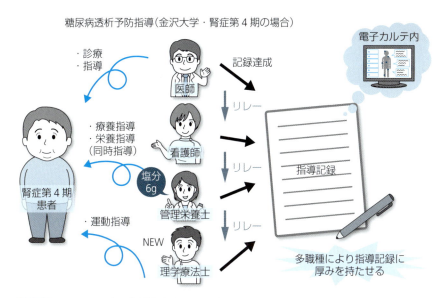

図14 電子カルテ内で指導記録をリレーしている

我々の施設でも，糖尿病透析予防指導のチームを形成し，症例検討，セミナー開催等の啓発活動など，患者の予後改善に向けた病院あげての活動を展開している 図14 ．ここでの活動の特長として，看護師と栄養士の同時指導による聞き取り，指導の重層化が挙げられる．患者にも大変好評であり，実際にリピーター率が高い．加えて，食事指導など生活習慣全般にわたり，病期に応じた指導内容が，日本糖尿病学会 編著「糖尿病治療ガイド 2016-2017」に示されている．今後は糖尿病性腎症の予防とともに，早期からの包括的な介入により糖尿病性腎症の克服を期待したい．実際，かかりつけ医，専門医，栄養士などのチーム医療を行った FROM-J 研究では，腎保護効果が示されている 図15 [22]．この研究で登録された症例のうち，約60％が糖尿病を有していたことも参考になる．さらに，最近になり糖尿病性腎症の重症化予防プログラム開発のための研究が厚生労働省科学研究として実施されている．各自治体ではそれぞれ取り組みを展開している．私の住む石川県では，これまで行政，医師会，糖尿病専門医や腎臓専門医のいるアカデミア，歯科医師，眼科医，メディカルスタッフと連携して重症化予防のプログラムを作成し，展開している 図16 ．この中で，特に，専門医のリスト化，紹介基準の明確化など垣根を

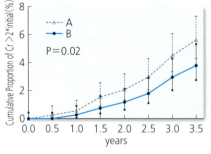
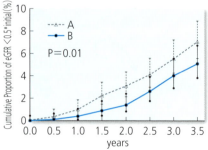

図15 FROM-J 研究：チーム医療は腎保護に有用であった
(Yamagata K, et al. PLoS One. 2016; 11: e0151422)[22]

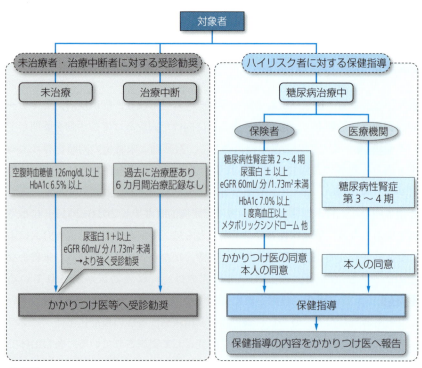

図16 受診勧奨・保健指導フロー図
(いしかわ糖尿病性腎症重症化予防プログラムより)

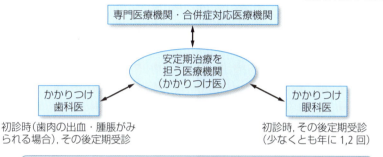

**図17** 糖尿病の紹介・連携基準（石川県糖尿病対策推進会議）

低くして患者の福音に向けた包括的な連携を進めてきた．石川県（石川県糖尿病対策推進会議）のホームページには糖尿病の紹介・連携基準が示されている　図17 ．さらに「かかりつけ医から腎臓専門医・専門医療機関への紹介基準」が新たに発表された　表5　[23]．この新しい紹介基準は，日本糖尿病学会と日本腎臓学会の連携の下，日本医師会の監修を受けて作成された．今後も，各自治体での保健指導，受診勧奨が結実して，一層本邦の糖尿病性腎症・糖尿病性腎臓病の重症化予防が進むことを願ってやまない．実際，平成29年10月22日に日本糖尿病学会 門脇孝理事長，日本腎臓学会 柏原直樹理事長のお名前でStop-DKD宣言が示された．

■ まとめ

糖尿病性腎症・糖尿病性腎臓病の重症化予防，そして克服は患者の福音につながる重要な課題である．超高齢社会を背景にした本邦での一層の包括的な取り組みが求められている．

**表5 かかりつけ医から腎臓専門医・専門医療機関への紹介基準** (作成：日本腎臓学会，監修：日本医師会)

| 原疾患 | | 蛋白尿区分 | | A1 | A2 | A3 |
|---|---|---|---|---|---|---|
| 糖尿病 | | 尿アルブミン定量 (mg/日)<br>尿アルブミン/Cr比 (mg/gCr) | | 正常<br>30未満 | 微量アルブミン尿<br>30~299 | 顕性アルブミン尿<br>300以上 |
| 高血圧<br>腎炎<br>多発性嚢胞腎<br>その他 | | 尿蛋白定量 (g/日)<br>尿蛋白/Cr比 (g/gCr) | | 正常 (−)<br>0.15未満 | 軽度蛋白尿 (±)<br>0.15~0.49 | 高度蛋白尿 (+~)<br>0.50以上 |
| GFR区分<br>(mL/分<br>/1.73 m²) | G1 | 正常または高値 | ≧90 | | 血尿+なら紹介、蛋白尿のみならば生活指導・診療継続 | 紹介 |
| | G2 | 正常または軽度低下 | 60~89 | | 血尿+なら紹介、蛋白尿のみならば生活指導・診療継続 | 紹介 |
| | G3a | 軽度~中等度低下 | 45~59 | 40歳未満は紹介、40歳以上は生活指導・診療継続 | 紹介 | 紹介 |
| | G3b | 中等度~高度低下 | 30~44 | 紹介 | 紹介 | 紹介 |
| | G4 | 高度低下 | 15~29 | 紹介 | 紹介 | 紹介 |
| | G5 | 末期腎不全 | <15 | 紹介 | 紹介 | 紹介 |

上記以外に、3カ月以内に30%以上の腎機能の悪化を認める場合は速やかに紹介。
上記基準ならびに地域の状況等を考慮し、かかりつけ医が紹介を判断し、かかりつけ医と専門医・専門医療機関で逆紹介や併診等の受診形態を検討する。

腎臓専門医・専門医療機関への紹介目的（原疾患を問わない）
1) 血尿、蛋白尿、腎機能低下の原因精査。
2) 進展抑制目的の治療強化（治療抵抗性の蛋白尿（顕性アルブミン尿）、腎機能低下、高血圧に対する治療の見直し、二次性高血圧の鑑別など）。
3) 保存期腎不全の管理、腎代替療法の導入。

原疾患に糖尿病がある場合
1) 腎臓内科医・専門医療機関の紹介基準に該当する場合で、原疾患に糖尿病がある場合にはさらに糖尿病専門医・専門医療機関への紹介も考慮する。
2) それ以外でも以下の場合には糖尿病専門医・専門医療機関への紹介を考慮する。
①糖尿病治療方針の決定に専門的知識（3カ月以上の治療でもHbA1cの目標値に達しない、薬剤選択、食事運動療法指導など）を要する場合
②糖尿病合併症（網膜症、神経障害、冠動脈疾患、脳血管疾患、末梢動脈疾患など）発症のハイリスク者（血糖・血圧・脂質・体重等の難治例）である場合
③上記糖尿病合併症を発症している場合
なお、詳細は「糖尿病治療ガイド」を参照のこと。

## 文 献

1) Anguiano Gómez L, Lei Y, Kumar Devarapu S, et al. The diabetes pandemic suggests unmet needs for 'CKD with diabetes' in addition to 'diabetic nephropathy'-implications for pre-clinical research and drug testing. Nephrol Dial Transplant. 2017 Jul 31. doi: 10.1093/ndt/gfx219. [Epub ahead of print]

2) Katayama S, Moriya T, Tanaka S, et al, Low transition rate from normo- and low microalbuminuria to proteinuria in Japanese type 2 diabetic individuals: the Japan Diabetes Complications Study (JDCS). Diabetologia. 2011; 54: 1025-31.

3) Afkarian M, Zelnick LR, Hall YN, et al. Clinical manifestations of kidney disease among US adults with diabetes, 1988-2014. JAMA. 2016; 316: 602-10.

4) Shimizu M, Furuichi K, Yokoyama H, et al. Kidney lesions in diabetic patients with normoalbuminuric renal insufficiency. Clin Exp Nephrol. 2014; 18: 305-12.

5) Klessens CQ, Woutman TD, Veraar KA, et al. An autopsy study suggests that diabetic nephropathy is underdiagnosed. Kidney Int. 2016; 90: 149-56.

6) Furuichi K, Yuzawa Y, Shimizu M, et al. Nationwide multicentre kidney biopsy study of Japanese patients with type 2 diabetes. Nephrol Transplant Dia. 2017; 33: 138-48.

7) Tanaka Y, Atsumi Y, Matsuoka K, et al. Role of glycemic control and blood pressure in the development and progression of nephropathy in elderly Japanese NIDDM patients. Diabetes Care. 1998; 21: 116-20.

8) Furuichi K, Shimizu M, Yuzawa Y, et al. Clinicopathological analysis of biopsy-proven diabetic nephropathy based on the Japanese classification of diabetic nephropathy. Clin Exp Nephrol. 2017 Oct 27. doi: 10.1007/s10157-017-1485-7. [Epub ahead of print]

9) Shimizu M, Furuichi K, Toyama T, et al. Long-term outcomes of Japanese type 2 diabetic patients with biopsy-proven diabetic nephropathy. Diabetes Care. 2013; 36: 3655-62.

10) Shimizu M, Furuichi K, Toyama T, et al. Decline in estimated glomerular filtration rate is associated with risk of end-stage renal disease in type 2 diabetes with macroalbuminuria: an observational study from JDNCS. Clin Exp Nephrol. 2018; 22: 377-87.

11) 羽田勝計, 宇都宮一典, 古家大祐, 他. 委員会報告 糖尿病性腎症病期分類2014 の策定（糖尿病性腎症病期分類改訂）について. 日腎会誌. 2014; 56: 547-52.

12) Wada T, Haneda M, Furuichi K, et al. Clinical impact of albuminuria and

glomerular filtration rate on renal and cardiovascular events, and all-cause mortality in Japanese patients with type 2 diabetes. Clin Exp Nephrol. 2014; 18: 613-20.

13) Toyama T, Furuichi K, Ninomiya T, et al. The impacts of albuminuria and low eGFR on the risk of cardiovascular death, all-cause mortality, and renal events in diabetic patients: meta-analysis. PLoS One. 2013; 8: e71810.

14) Thakar CV, Christianson A, Himmelfarb J, et al. Acute kidney injury episodes and chronic kidney disease risk in diabetes mellitus. Clin J Am Soc Nephrol. 2011; 6: 2567-72.

15) Hsu RK, Hsu CY. Proteinuria and reduced glomerular filtration rate as risk factors for acute kidney injury. Curr Opin Nephrol Hypertens. 2011; 20: 211-7.

16) Liyanage T, Ninomiya T, Jha V, et al. Worldwide access to treatment for end-stage kidney disease: a systematic review. Lancet. 2015; 385: 1975-82.

17) Chen PM, Wada T, Chiang CK. Prognostic value of proteinuria and glomerular filtration rate on Taiwanese patients with diabetes mellitus and advanced chronic kidney disease: a single center experience. Clin Exp Nephrol. 2017; 21: 307-15.

18) Yokoyama H, Araki S, Honjo J, et al. Association between remission of macroalbuminuria and preservation of renal function in patients with type 2 diabetes with overt proteinuria. Diabetes Care. 2013; 36: 3227-33.

19) 腎障害進展予防と腎代替療法への移行 CKD ステージ G3b-5 診療ガイドライン 2015. http://reach-j.jp/wp-content/uploads/2015/07/guideline.pdf

20) Wanner C, Inzucchi SE, Lachin JM, et al. Empagliflozin and progression of kidney disease in type 2 diabetes. N Engl J Med. 2016; 375: 323-34.

21) Wada T, Muso E, Maruyama S, et al. Rationale and study design of a clinical trial to assess the effects of LDL apheresis on proteinuria in diabetic patients with severe proteinuria and dyslipidemia. Clin Exp Nephrol. 2017 Oct 27. doi: 10.1007/s10157-017-1488-4. [Epub ahead of print]

22) Yamagata K, Makino H, Iseki K, et al. Effect of Behavior Modification on Outcome in Early- to Moderate-Stage Chronic Kidney Disease: A Cluster-Randomized Trial. PLoS One. 2016; 11: e0151422.

23) 日本腎臓学会. https://www.jsn.or.jp/topics/notice/_3410.php

〔和田隆志〕

# 第 II 章

## 病理・臨床像

## 腎生検の適応

**POINT▶**
- 診断の面からは，病歴や眼底所見から臨床的に糖尿病性腎症と判断されていること多い．
- アルブミン尿出現以前から，腎の特徴的な病理学的所見が出現している．
- 予後を判定する上でも，病理所見は有用である．

### 臨床的背景

　長期にわたる糖尿病罹患は，種々の合併症を引き起こす．3大合併症とされる，腎症，網膜症，神経症のみならず全身臓器にわたり障害が生じる．臓器障害の病態は，必ずしも明確に解明されているわけではないが，細胞における代謝障害や様々なレベルの血管障害はその病態に大きく関与していると考えられる．しかし，これら合併症の進展，つまり出現する臓器の順番やその進展速度は，必ずしも一定ではない．例えば，糖尿病性網膜症は，比較的早期から網膜症の出現がみられ，糖尿病罹病期間に応じてほぼ直線的にその発症頻度が増加する．また，HbA1cのコントロールが悪い症例ほど網膜症の発症頻度が高くなる[1]．一方，糖尿病性腎症の発症頻度は，糖尿病歴5年未満では非常に低い．5年以降は，特に血糖コントロールが悪い症例を中心に，その頻度が増加するが，その頻度は，網膜症に比して低い．また，同様の血糖コントロールであっても，症例により合併症の出現順や進展スピードは異なる．このような発

症の違いの原因は明らかではないが，何らかの環境因子や遺伝的背景が影響している可能性も推測されている．

## 糖尿病性腎症の臨床的特徴

糖尿病性腎症は，臨床的にいくつかの特徴を持っており，臨床的診断の際に有用な情報となる **表1**．5年以上の病歴があり，糖尿病網膜症を有した症例が，血尿を伴わずに少量のアルブミン尿を認めた場合，臨床的に糖尿病性腎症と診断することが多い．糖尿病性腎症か否かを鑑別するための指標としても，12年以上の糖尿病歴が最も有用である，との報告もある（感度58%，特異度73%）[2]．このように，糖尿病性腎症の診断という視点からは，腎生検は必ずしも必須ではないとの考え方がある．

**表1** 糖尿病性腎症の典型的な臨床所見

- ・5年以上の糖尿病歴
- ・糖尿病性網膜症を有する
- ・血尿を伴わずに少量のアルブミン尿で発症

## 腎生検を考慮するポイント **表2**

一般に腎生検の目的は，腎疾患の病理学的診断のみならず，治療方針の決定，予後判定，治療効果の判定なども重要である．したがって，検尿異常を認める症例や進行性の腎機能低下を認める症例に腎生検が考慮される．糖尿病性腎症の場合，臨床的特徴により強く糖尿病性腎症が疑われる場合には，積極的に腎生検を施行しない傾向がある．しかし，病歴に比して多い蛋白尿を認める場合，糖尿病網膜症を有さない症例の蛋白尿，少量の蛋白尿の段階から血尿が

**表2** 糖尿病症例に腎生検を考慮するポイント

- ・病歴に比して多い蛋白尿
- ・糖尿病網膜症を有さない蛋白尿
- ・早期からみられる血尿
- ・急激な蛋白尿増加
- ・急激な腎機能低下

| 表3 | 現状の腎生検の適応 |

> 成人のネフローゼ症候群では，糖尿病性腎症を除き，治療開始前に腎生検を施行して病理学的診断を得ることが原則である．糖尿病性腎症では，糖尿病の病期に対して不相応に早いネフローゼ症候群の発症例や血尿合併例など，糖尿病以外の糸球体障害が疑われる場合には腎生検を施行する施設が多い．

（日本腎臓学会・腎生検検討委員会，編. 腎生検ガイドブック. 2004より）

みられる場合，急激な蛋白尿の増加，あるいは，急激な腎機能低下の際には，他の腎疾患合併も考慮して，腎生検が施行されることが多い 表3 ．また，近年では，次項のように，糖尿病性腎症における腎生検の意義が再認識されてきており，腎生検の適応は今後広がる可能性もある．

## 腎生検の意義

　糖尿病症例では，少量のアルブミン尿出現の時点から病理所見を伴うという報告が多くみられる．さらに，近年では，アルブミン尿が出現する前より，腎病変が進行している症例が存在することも知られるようになってきた．日本人の腎生検所見を評価した検討でも腎機能が eGFR 30 mL/ 分 /1.73 m$^2$ 以上に保たれ，正常アルブミン尿の状態である，糖尿病性腎症病期分類 1 期であっても糸球体のびまん性病変や，間質の線維化，細胞浸潤といった間質障害および細動脈硝子化や動脈硬化の所見は，過半数の生検症例に確認されることが示されている．このように，糖尿病性腎症例においては，重要な臨床的指標であるアルブミン尿出現以前にすでに病理学的変化が進行している事後を認識する必要がある．

　加えて，このような病理学的変化は予後も深く関係している．これまで，病理学的変化と腎予後，心血管イベントあるいは生命予後との関連が多く報告されている[3]．特に糸球体病変における結節性病変，びまん性病変，滲出性病変およびメサンギウム融解などの所見，あるいは間質の線維化や尿細管萎縮および動脈硬化の所見は，腎予後と関連深いことが示されている．これらの知見から，予後との関連において病理所見の重要性が示唆されており，その判定のために腎生検の適応を考慮してもよいと考えられる．

## 病理所見の定義とその鑑別

　糖尿病性腎症の病理所見は，その病態解明や予後との関連からこれまでにも多くの検討がなされてきた．その中でも，びまん性病変や結節性病変などは糖尿病に特徴的な病変とされ，特に注目されてきた病変である．また，これら病理所見と臨床所見の関連については多くの報告がなされている．しかしながら，これまでの病理所見は，各報告者によりその定義が異なり論文間での比較が困難であった．また取り扱われる病理所見や各病理所見の評価基準も報告により異なり，この点においても論文間での比較が困難な状況であった．このような現状において，これら病理評価基準の統一が必要と考えられていた．

　これまで，比較的多くの論文で病理評価の基準として用いられてきたものに，1959年に発表されたGellmanらの分類[4]と，2010年に米国Renal Pathology Societyより発表された分類がある[5]．米国Renal Pathology Society分類は近年利用されることが多いが，糖尿病性腎症の典型的な所見の一つとして知られるメサンギウム拡大を主体とした病理評価基準である．本分類は簡便性が一つの特徴であり，病理医間でも再現性が良好であることが示されている．一方，本文類においては，糸球体病変の評価項目は限られており，臨床的に重要な病理所見が欠落する危険性も含んでいると思われる．さらに，基底膜の肥厚に関しては，その評価に電子顕微鏡所見が必要である．このように，米国Renal Pathology Societyより提唱された分類は大変優れた病理評価基準であるものの，いくつかの議論の余地も指摘されていた．

　このような問題点を解決すべく，厚生労働省の糖尿病性腎症に関する班会議において，糖尿病性腎症の病理評価基準に関しての検討が行われ，"糖尿病性腎症と高血圧性腎硬化症の病理診断への手引き"として刊行された[6] 表4 ．本書の以下の評価基準はこの手引きに従って記載した．この検討においては，これまで評価されてきた多くの病理評価項目が取り上げられている点，病理所見の定義を明確化し，評価基準も客観的な評価基準が明記された点，広く臨床の場で利用可能とするために光学顕微鏡所見を主体とし，電子顕微鏡所見は参考程度にとどめられている点が特長である．

　評価する病理所見としては，糸球体病変に関しては，メサンギウム拡大，結節性病変，基底膜二重化，滲出性病変，メサンギウム融解，糸球体門部小血管

**表4 糖尿病性腎症評価項目**

| 病変部位 | 病理学的所見の評価項目 | Score | Score | Score の定義 |
|---|---|---|---|---|
| 糸球体病変 (糖尿病性腎症のみ) | びまん性病変 (メサンギウム拡大、基質増加) | | 0-3 | 0 メサンギウムの拡大がほとんどない、1 メサンギウムの拡大≦毛細血管腔、2 メサンギウムの拡大≧毛細血管腔、3 メサンギウムの拡大≧毛細血管腔 |
| | 糸球体基底膜二重化・内皮下腔開大 | | 0-3 | 最も所見の強い糸球体における二重化の% (係蹄未梢部分で評価)、0 (<10%)、1 (10~25%)、2 (25~50%)、3 (≥50%) |
| | 滲出性病変 | | 0.1 | 0 (なし)、1 (あり) |
| | 結節性病変 (結節性硬化) | | 0.1 | 0 (なし)、1 (あり) 全標本中に1カ所でもあれば、ありとする、結節の大きさは問わない |
| | メサンギウム融解・微小血管瘤 | | 0.1 | 0 (なし)、1 (あり) |
| | 糸球体門部小血管増生 | | 0.1 | 0 (なし)、1 (あり) 全標本中に1カ所でもあれば、ありとする |
| 糸球体病変 (糖尿病性腎症、腎硬化症共通) | 全節性糸球体硬化 | | % | 全糸球体数に占める全節性糸球体硬化を認める糸球体数の割合 |
| | 分節性糸球体硬化 | | % | 全糸球体数に占める分節性糸球体硬化を認める糸球体数の割合 |
| | 虚血・虚血性糸球体硬化 | | % | 全糸球体数に占める虚脱・虚血性糸球体硬化を認める糸球体数の割合 |
| | 糸球体肥大 | | 0.1 | 250μm以上の糸球体 0 (なし)、1 (あり) |
| 尿細管間質病変 (糖尿病性腎症、腎硬化症共通) | 間質線維化・尿細管萎縮 (IFTA) | | 0-3 | 0 (no IFTA)、1 (<25%)、2 (25~50%)、3 (≥50%) |
| | 間質の細胞浸潤 | | 0-3 | 0 (no cell infiltration)、1 (<25)、2 (25~50%)、3 (≥50%) |
| 血管病変 (糖尿病性腎症、腎硬化症共通) | 細動脈硝子化 | | 0-3 | 0 (硝子化なし)、1 (1個以上の細動脈に部分的な硝子化)、2 (50%程度の硝子化)、3 (50%以上の硝子化) また、部分的でも全層性の硝子化 |
| | 動脈硬化 | | 0-2 | 0 (内膜肥厚なし)、1 (内膜肥厚があり内膜/中膜<1)、2 (内膜肥厚があり内膜/中膜≥1) 動脈硬化の評価にはEVG染色を加えることが望ましい |

(和田隆志、湯澤由紀夫、監修. 糖尿病性腎症と高血圧腎硬化症の病理診断への手引き. 東京: 東京医学社; 2015. p.16)[6]

増生,糸球体肥大,全節性および分節性糸球体硬化の9つの病変を取りあげている.間質病変に関しては,米国 Renal Pathology Society の分類と同様,間質の線維化および尿細管の萎縮(IFTA),間質細胞浸潤,細動脈硝子化,および動脈硬化の4つの病変を取りあげている.

## びまん性病変 図1

> **POINT▶**
> - 基本は,糸球体基底膜(GBM)の肥厚とメサンギウム基質のびまん性の拡大.
> - 診断のための基準は,糸球体の少なくとも2つの分葉においてメサンギウム基質の幅がメサンギウム細胞の核2個分を超えるもの.
> - 病理所見の特長は,PAS 染色では赤紫色,PAM 染色では黒色に染色される病変.
> - 臨床的には,病初期からみられることが多い病変.

びまん性病変の病理所見の基本は,細胞外基質の増加および蓄積により生じる病変である.その基本は,糸球体基底膜(GBM)の肥厚とメサンギウム基質のびまん性拡大である."糖尿病性腎症および高血圧性腎硬化の症病理診断への手引き"[6]では,GBM の肥厚は,2010 年に Renal Pathology Society

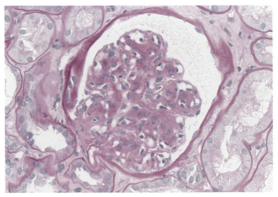

図1 びまん性病変

（RPS）より提唱された糖尿病性腎症の分類に従い，GBMの厚さが9歳以上の男性で430 nm，女性は395 nmを超える場合と定義されている[5]．また，メサンギウム基質のびまん性拡大は，RPSにより提唱された分類[5]ならびにIgA腎症のOxford分類[7]に準じ，「メサンギウムにおける細胞外基質の増加により，糸球体の少なくとも2つの分葉においてメサンギウム基質の幅がメサンギウム細胞の核2個分を超える」と定義された．GBMの肥厚とメサンギウム基質の増加は，糖尿病歴に従って顕著になる．"びまん性"の名前通り，病変は多くの糸球体にびまん性に出現する．びまん性病変は，基質の増加が主体で，メサンギウム細胞増多は目立たない．糸球体係蹄の基本構築は保持されるのが，結節性病変との違いである．PAS染色では赤紫色，PAM染色では黒色に染色される．血管極近傍は，糸球体門部血管増生などにより判定が困難なことも多く，判定は末梢のメサンギウム領域にて行う．

びまん性病変は，糖尿病性腎症の早期からみられる病変であり，アルブミン尿出現以前の糸球体にもしばしばみられる．1型糖尿病においてメサンギウム拡大は糖尿病発症後4〜5年後より出現することが報告されている[8]．また，腎移植を受けた糖尿病患者では，移植後平均7年後に，メサンギウム拡大を認めるとの報告もある[9]．比較的血糖のコントロールの良好な症例（HbA1c 7%以下）でも非糖尿病症例に比し有意にメサンギウム拡大を示すこと，メサンギウム拡大はHbA1cの値や罹病期間に正相関することが示されており，病変形成への高血糖の関与が示唆される．1型糖尿病においては，血糖と病理所見の関連が強いが，2型糖尿病においては必ずしもこれらのパラメーターと強い関連は認められず，高血糖以外の多様な因子の影響も推測される[10]．

---

■ "糖尿病性腎症と高血圧性腎硬化症の病理診断への手引き"[6]のスコア基準 0〜3で判定する．

　0：メサンギウムの拡大がほとんどない
　1：拡大したメサンギウム領域が毛細血管腔より小さい
　2：拡大したメサンギウム領域が毛細血管腔とほぼ同じ
　3：拡大したメサンギウム領域が毛細血管腔より大きい

## 結節性病変 図2

**POINT▶**

- メサンギウム基質が増加することにより類円形に拡大し，糸球体係蹄構築が保持されていない．
- 周囲のメサンギウム領域と比較するとPAS染色やPAM染色の染色性が低下していることが多い．
- 腎予後との関連が示される病変．

　結節性病変は，Paul KimmelstielとClifford Wilsonにより報告された糖尿病性腎症を代表する糸球体病変の一つである[11]．結節性病変もびまん性病変と同様，メサンギウム領域の細胞外基質の蓄積により生じる病変である．結節は，類円形に拡大し，中心部分は細胞外基質が主体で，細胞成分はほとんどみられない．結節性病変では，PAS染色の染色性が低下し，PAM染色においても黒色ではなく暗褐色に染色される傾向にある[12]．これは，正常の細胞外基質がⅣ型コラーゲンであるのに対して，結節性病変ではⅣ型コラーゲンに加えて，Ⅴ型コラーゲン，Ⅵ型コラーゲンも増加することにより，染色性が変化するためである[12,13]．また，構造的には，結節性病変の結節内部にみられる管腔構造はCD34が陽性であり，血管内皮細胞と考えられる．一方，結節の

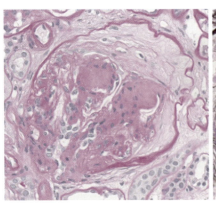 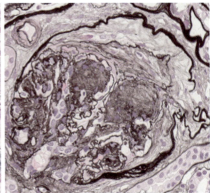

図2 結節性病変

辺縁にみられる管状構造には CD34 陽性細胞は確認できず，開大した内皮下腔と考えられる[14].

---

- ■ "糖尿病性腎症と高血圧性腎硬化症の病理診断への手引き"[6] のスコア基準
  全標本中に 1 カ所でもあれば，ありとする.
  0（なし），1（あり）

---

## びまん性病変と結節性病変の鑑別

びまん性病変と結節性病変は，いずれもメサンギウム基質の増加・蓄積が生じる病理変化である．しかし，その鑑別はしばしば困難である．結節性病変の有無により病期分類する，2010 年に提唱された Renal Pathology Society (RPS) の糖尿病性腎症の分類においても，その鑑別点については明記されていない[5].

一方，"糖尿病性腎症と高血圧性腎硬化症の病理診断への手引き"[6] では，その鑑別について詳細に記載されている.

鑑別には，病変の広がりと，個々の糸球体の病変の評価の 2 点のポイントがある.

病変の広がりに関しては，びまん性病変が糸球体全体，かつ標本内の大多数の糸球体にびまん性に認められる diffuse and global な病変であるのに対し，結節性病変では結節の有無および数は糸球体により様々であり，巣状の分布を示すことが多く，各糸球体においても分節性に病変を認める focal and segmental な病変の分布を示す.

また，各糸球体病変の評価においては，びまん性病変では拡大したメサンギウムの辺縁には毛細血管係蹄が存在しており，毛細血管係蹄とメサンギウムの基本的な構築は保持されている．一方，結節性病変では，血管内皮を伴った血管腔は，結節中心部にみられ，辺縁にみられる管腔には，血管内皮はこれまで報告されってきた simple nodule あるいは I 型結節とされてきたものは，本分類ではびまん性結節に分類される.

結節性病変は，罹患歴 15〜20 年で蛋白尿を多く認める症例では，高頻度で認められる．一方，アルブミン尿を認めない症例にも稀に認めることがある．結節性病変は，腎機能低下や腎死の予測因子であり，特にアルブミン尿陰性あ

るいは，微量アルブミン尿の段階で結節病変を認める症例は，特に腎予後が不良であるとの報告もあり注意が必要である[15, 16]．

結節性病変は，糖尿病性腎症を代表する病変の一つではあるが，糖尿病以外にも，慢性期の膜性増殖性腎炎，アミロイドーシス，軽鎖沈着症，fibrillary glomerulonephritis, immunotactoid glomerulopathy, fibronectin glomerulopathy 等の糸球体沈着症，チアノーゼ性先天性心疾患などでも類似の病変が認められることがある[17, 18]．さらに，喫煙や長期間の高血圧症例にも同病の病変が認められることがあり，idiopathic nodular sclerosis（ING）という疾患概念も提唱されている[18]．

結節の成り立ちから，simple nodule（Ⅰ型結節）と complicated nodule（Ⅱ型結節）[19] に分類する考え方がある．simple nodule（Ⅰ型結節）は，びまん性病変の進展により基質が結節状に蓄積されたものと考える．一方，complicated nodule（Ⅱ型結節）は，細胞が少ない大型の結節が典型像である．complicated nodule（Ⅱ型結節）は糸球体係蹄の構築の改築を伴い，基質が層状構造を有している．メサンギウム融解の後にみられる細胞外基質の層状の蓄積と推測されている．

## GBM 二重化・内皮下腔開大 図3

### POINT▶
- 内皮細胞傷害に伴って，内皮下腔への血漿成分の滲み込みを基盤とする．

糸球体基底膜の二重化・内皮下腔開大は，高血糖などによる内皮細胞傷害を反映する病変と考えられる．糸球体内皮細胞の血管腔側は，陰性荷電したヘパラン硫酸グリコサミニノグリカン鎖を伴ったプロテオグリカンよる glycocalyx により覆われている[20]．高血糖などによる内皮障害により，glycocalyx 産生が低下すると，陰性荷電が減弱し内皮下腔へ血漿成分の滲み込みが生じる[21, 22]．基底膜の二重化・内皮下腔開大は，血漿成分が内皮下腔に滲み込み，内皮下腔が浮腫状に拡大するとともに，内皮細胞から基底膜様物質（新生基底膜）が産生されることにより生じる[23, 24]．この，内皮下腔拡大と血漿成分の滲み込みは，fibrin cap 形成にも関連している．また，メサンギ

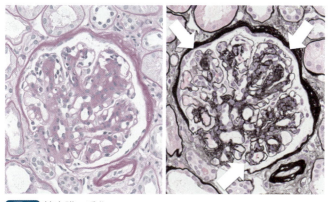

図3 基底膜二重化

ウム融解では，糸球体係蹄全体に及ぶ二重化・内皮下腔開大を認めることが多い[25]．

同様の基底膜の二重化・内皮下腔開大は，糖尿病性腎症以外でも，種々の原因により生じる内皮障害に関連して，移植腎，血栓性微小血管症，高血圧性腎硬化症などでもみられる[14, 23, 24, 26]．また，メサンギウム陥入に伴ってみられる同様の病変は，膜性増殖性糸球体腎炎，感染後急性糸球体腎炎，IgA 腎症，紫斑病性腎炎，ループス腎炎などの糸球体腎炎においても観察される[14, 26]．

糸球体基底膜の二重化・内皮下腔開大は，糸球体内の血管内皮細胞障害を反映した病変と考えられている．腎症だけでなく，他の糖尿病の合併症においても血管障害は病態の主体を形成していると考えられる．したがって，腎生検病変における，二重化・内皮下腔開大の確認は，内皮障害の程度を把握する上でも重要である．軽度の病変は，糖尿病の比較的早期からみられることもあり，病期の進行によりその程度は進展する．腎予後や生命予後を反映する病変でもある[16]．

■ "糖尿病性腎症と高血圧性腎硬化症の病理診断への手引き"[6] のスコア基準
最も所見の強い糸球体における二重化の割合（％）（係蹄末梢部分で評価）を 0〜3 で判定する．
　0：糸球体基底膜の二重化の割合が 10％未満
　1：糸球体基底膜の二重化の割合が 10％以上 25％未満

2: 糸球体基底膜の二重化の割合が 25％以上 50％未満
3: 糸球体基底膜の二重化の割合が 50％以上

## 滲出性病変 図4

**POINT▶**

- 糸球体内皮細胞下（fibrin cap）やボウマン嚢上皮下（capsular drop）などに血漿が浸み出し貯留した病変．
- 無細胞性のヒアリンであり，PAS 染色で陽性，PAM 染色で陰性．
- 進行した糖尿病性腎症で認められることが多い．

　滲出性病変は，糸球体内皮細胞下やボウマン嚢上皮下などに血漿が浸み出し貯留したものである[5]．糸球体係蹄壁の内皮細胞と基底膜の間に半球状に貯留しているものは fibrin cap，ボウマン嚢上皮とボウマン嚢基底膜の間に貯留しているものは capsular drop と呼ばれる．滲出性病変である fibrin cap や capsular drop は，均質で好酸性，無細胞性のヒアリンである．したがって，PAS 染色で陽性，PAM 染色で陰性となる．滲出性病変の形成には，内皮細胞障害や血行動態の関与が推測されている[27]．

　滲出性病変は，糖尿病性腎症以外でも，高血圧性腎硬化症や巣状糸球体硬化

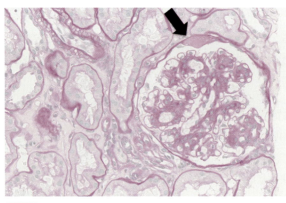

図4 滲出性病変

症でも認められる[5]．糖尿病のない腎疾患の5.3％で滲出性病変を認めたという報告もある[28]．

滲出性病変は，進行した糖尿病性腎症で認められることが多い[8]．正常アルブミン尿例で認めることは少ないが，微量および顕性アルブミン尿例では，その発現は増加する[3,29,30]．

滲出性病変は，他の糸球体・間質・血管病変で調整しても独立した腎予後（透析導入またはeGFRの50％低下）因子であることが示されている[3]．また，多数例の検討では，滲出性病変は生命予後にも関連する病変でもある[16]．

> ■ "糖尿病性腎症と高血圧性腎硬化症の病理診断への手引き"[6]のスコア基準
>  全標本中に1カ所でもあれば，ありとする．
>  0（なし），1（あり）

## メサンギウム融解（mesangiolysis）　図5

**POINT▶**

- ■ メサンギウム領域における基質の融解．
- ■ メサンギウムの囊胞化．
- ■ 内皮下腔の著明な拡大．
- ■ 層状化ないし網状化を示す結節性病変．

メサンギウム融解は，種々の原因によるメサンギウムの崩壊（細胞変性・脱落，基質の融解・消失）である．病理学的には，主にメサンギウムと糸球体基底膜の間にあるanchoring pointが，メサンギウム融解により乖離し，微小血管瘤が形成されることにより認識される．形成された微小血管瘤は，治癒過程でⅥ型膠原線維による層状化結節が形成され，結節性病変の形成過程に関与しているとの考えもある[19]．

メサンギウム融解は，そもそも亜急性心内膜炎に伴う巣状糸球体病変と報告されている．糖尿病性腎症以外でも，シクロスポリン腎症，溶血性尿毒症候群（hemolytic-uremic syndrome: HUS），妊娠中毒症，急性溶連菌感染後糸球体腎炎，IgA腎症，巣状糸球体硬化症，放射線腎症などでもみられる．また，

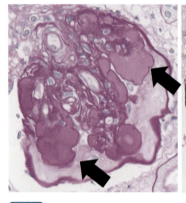
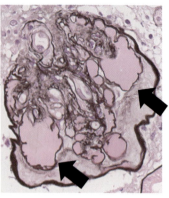

図5 メサンギウム融解

実験腎炎モデルのハブ蛇毒腎炎やThy-1腎炎でもみられる．

　メサンギウム融解は糖尿病性腎症1期ないし2期の早期の症例には観察されることが少ないが，3期以降では，約半数に認められる病変である．しかし，早期からメサンギウム融解を認める症例は腎予後不良であり，注意が必要である[16]．ハブ蛇毒腎炎やThy-1腎炎の知見から，刺激が短期，軽度であれば改善するが，刺激が頻回，高度であれば不可逆性病変となると考えられている．

> ■ "糖尿病性腎症と高血圧性腎硬化症の病理診断への手引き"[6]のスコア基準
>   全標本中に1カ所でもあれば，ありとする．
>   　0（なし），1（あり）

## 糸球体肥大 図6

**POINT▶**
- 血管極を通る最大割面において，直径が250μm以上の糸球体．
- 輸入細動脈の拡張，糸球体過剰濾過が病態形成に関与．

　糸球体肥大は，血管極を通る最大割面において，直径が250μm以上の糸球体と定義される．病理診断の際には，通常の顕微鏡40倍視野の直径がほぼ500μmであることを参考にするとよい．糖尿病の糸球体肥大の機序として

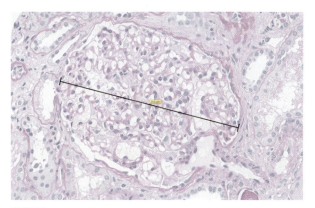

図6 糸球体肥大

は，輸入細動脈の拡張，糸球体過剰濾過[31]，糸球体高血圧がみられ，酸化窒素（NO）や成長因子[31,32]が関与していることが報告されている．

糸球体肥大は，糖尿病以外でも，多数の全節性硬化を有する症例の残存糸球体には代償性に糸球体肥大を認める．また，肥満腎症，出生時低体重や早産でのネフロン減少に伴う糸球体肥大などでもみられる．

糖尿病性腎症の特徴的な変化の一つとされているが，1期や2期の早期の症例で認めることは少なく，3期以降でも約半数に認められるに過ぎない．また，腎予後や生命予後との関連も一部報告があるが，関連性を示せないとの報告もある．

> - "糖尿病性腎症と高血圧性腎硬化症の病理診断への手引き"[6] のスコア基準
>   250μm 以上の糸球体の有無．
>     0（なし），1（あり）

## 糸球体門部小血管増生 図7

**POINT▶**
- 糸球体の門部に輸出入細動脈以外の小血管が増生．
- 血管壁にしばしば硝子化を伴う．
- 比較的早期からみられる病理学的変化．

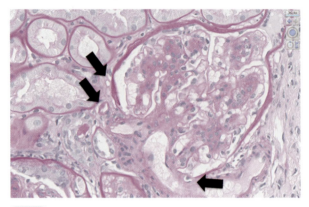

図7 糸球体門部小血管増生

　糸球体門部小血管増生は，糸球体血管極にみられる輸入細動脈，輸出細動脈以外の小血管の増加である．多くの場合，硝子化を伴っている．増生した糸球体血管極にみられる小血管は互いに吻合しており，輸出細動脈から始まり尿細管周囲の毛細血管に終わっている．糖尿病性腎症において，新生血管の増生は，糸球体内，ボウマン嚢周囲，尿細管周囲などにも生じるとされているが，光学顕微鏡レベルで新生血管と既存の血管を区別することは困難である．一方，糸球体血管極は通常輸入細動脈，輸出細動脈以外の血管は認められないため，この部位にみられる小血管の増生は新生血管として認識可能である．

　電子顕微鏡や免疫染色などを用いた詳細な検討では，新生血管は，菲薄化した基底膜や肥大した内皮細胞などの幼弱な形質の特徴を有することが確認できる[33,34]．新生血管増生には，高血糖刺激によるVEGF-A，NOや糸球体内圧による刺激の関与が推測されている[35,36]．

> ■ "糖尿病性腎症と高血圧性腎硬化症の病理診断への手引き"[6] のスコア基準
> 　全標本中に1カ所でもあれば，ありとする．
> 　　0（なし），1（あり）

　糸球体門部小血管増生は，2期においてすでに半数程度に認め，比較的早期からみられる病理学的変化である[16]．移植腎を用いた検討でも，糖尿病症例に移植された腎では，血糖を良好にコントロールされている症例群でも比較的短期間に血管増生を認めることが示されている[9]．

新生血管は，幼弱であり透過性が高いことが示唆されており，capsular drop や fibrin cap の形成に関与していることが推測される[28]．腎における血管新生抑制は，糸球体基底膜の肥厚やメサンギウム領域の拡大を抑制することが示されており，血管新生はこれら病変に先行する病理変化であることが推測されている[35]．

## 全節性硬化（global sclerosis） 図8

> **POINT**
> - 糸球体の全ての係蹄が硬化している．
> - 糸球体係蹄自体の硬化（glomerular solidification）と，虚脱・虚血性糸球体硬化（ischemic glomerular collapse/obsolescence）がある．

　全節性硬化（global sclerosis）とは，一つの糸球体の毛細血管係蹄のすべてが細胞外基質の増加によって閉塞した状態である．メサンギウム基質をはじめとした基質の増加が主体となる糸球体係蹄自体の硬化（glomerular solidification）と，メサンギウム基質の増加と，血管係蹄の虚脱が主体となる，虚脱・虚血性糸球体硬化（ischemic glomerular collapse/obsolescence）がある．糸球体係蹄自体の硬化（glomerular solidification）は，メサンギウム基質をはじめとした基質の増加と糸球体基底膜の虚脱や凝縮が主体の病変であ

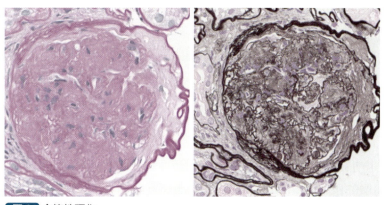

図8　全節性硬化

る．硬化糸球体は，エオジンや PAS 染色，PAM 染色で陽性に染色され，Masson 染色で青（または緑）に染まる．線維性半月体形成を伴うものが多く，ボウマン嚢が破壊されている場合がある．一方，虚脱・虚血性糸球体硬化（ischemic glomerular collapse/obsolescence）は，管係蹄の虚脱が主体であり，係蹄基底膜の肥厚や皺状化（wrinkling）や係蹄全体の血管極側への退縮を認める．最終的にはボウマン腔内は線維性物質に変わる．この線維性物質は PAS 染色で陰性，Masson 染色で青く染まる膠原線維が主体である．なお，糸球体係蹄の虚脱が進んだ病変は，濾過機能を持たないものとして，線維化が完全に進んでいない病変も含めて虚脱・虚血性糸球体硬化として扱う．全節性硬化の病態形成には，高血圧の重症度のみならず，人種や遺伝子学的背景，生下時体重やネフロン数の影響など，多くの原因が複雑に絡んでいる可能性が指摘されている [37, 38]．

　全節性硬化は，糸球体の濾過の消失を意味しており，生検時の腎機能を反映する．しかし，全節性硬化が腎予後や生命予後に及ぼす影響については，必ずしも明確ではなく，今後の課題である [39]．

■ 糖尿病性腎症と高血圧性腎硬化症の病理診断への手引き"[6] のスコア基準

$$\frac{\text{全節性糸球体硬化／虚脱・虚血性糸球体硬化を認める糸球体数}}{\text{全糸球体数}} \times 100\,(\%)$$

## 分節性硬化 図9

**POINT▶**

- 1 つの糸球体の一部分に硬化病変を認め，すべての係蹄には及ばない．
- メサンギウム基質の増加による病変，基底膜の虚脱あるいは凝固からなる病変である．
- 分節性硬化の頻度は少なく，糸球体の硬化病変の多くは全節性である．

　分節性硬化（segmental sclerosis）は，1 つの糸球体の一部分に硬化病変を認めるものである．ここで，硬化 sclerosis は，メサンギウム基質の増加による 細線維性物質（fibrillary material）からなる病変 かつ／または 基底膜

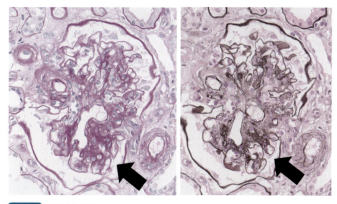

図9 分節性硬化

の虚脱（callapse）あるいは凝固（codensation）からなる病変である．分節性硬化は，基本的に全節性硬化と同様，メサンギウム基質および基底膜の増加を中心とした細胞外基質の増加による病変である．細胞外基質の増加，糸球体係蹄の虚脱，および血管内腔の狭小化あるいは閉塞が糸球体の一部に生じ，基底膜の wrinkling を認めることも多い[26]．メサンギウム基質の増加は，糖尿病病態におけるメサンギウム基質の産生および分解の不均衡によるものが主体と推定される．また，係蹄の虚脱は，上皮細胞の障害や糸球体内血行動態の異常が関与すると考えられる．糸球体の硬化病変は，エオジンやPAS染色，PAM染色で陽性に染色され，Masson染色で青（または緑）に染まる．線維化は，PAS染色およびPAM染色がいずれも陰性であることから区別できる．糖尿病性腎症では，分節性硬化の頻度は少なく，糸球体の硬化病変の多くは全節性である[16]．

　分節性硬化は糖尿病性腎症以外でもみられる．高血圧による腎硬化症，肥満による腎障害，巣状分節性糸球体硬化症の他，各種腎炎の終末像の一病理所見としてみられることもある．

　糖尿病の臨床経過とともに分節性硬化病変は進行する[16]．1型糖尿病においては，病理学的に tip lesion[40] が多いこと，臨床的にこの病変を有する症例は正常あるいは微量アルブミン尿よりも顕性アルブミン尿の頻度の高いことなどが報告されている[41]．しかし，分節性硬化の程度による臨床所見および腎予後との関連は必ずしも明確ではない．

- "糖尿病性腎症と高血圧性腎硬化症の病理診断への手引き"[6] のスコア基準

$$\frac{分節性糸球体硬化を認める糸球体数}{全糸球体数} \times 100 \ (\%)$$

## 間質線維化/尿細管萎縮 図10

**POINT ▶**

- 間質領域の慢性炎症の結果像であり，腎間質に線維化と尿細管萎縮がみられる．
- 腎予後規定因子である．

間質線維化/尿細管萎縮（interstitial fibrosis/tubular atrophy：IFTA）は間質領域の慢性炎症の結果像である．糸球体硬化，動脈硬化，尿細管傷害，腎盂腎炎などの影響を受けてIFTAが出現，進展する．糖尿病性腎症の進行と共に腎間質の線維化が進行し，次第に尿細管萎縮も伴うようになる．多くの

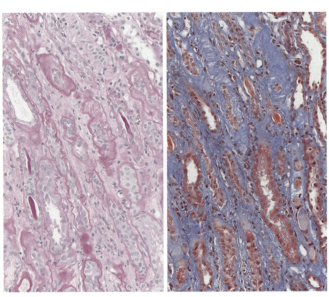

図10 IFTA

場合，細胞浸潤も共存する．糖尿病性腎症では，尿細管萎縮と共に尿細管基底膜の肥厚も認める．この肥厚は，糸球体基底膜肥厚やメサンギウム拡大とほぼ相関する．腎機能低下が進行し腎死に近づくと，傍尿細管毛細血管（PTC）や尿細管そのものも減少し，間質線維化のみが残存する．IFTA は，硬化糸球体の周辺や動脈硬化血管の周囲，髄放線に沿って認められることが多い．IFTA は，もともと腎移植病理診断基準である Banff classification[42] で用いられた病理用語である．IFTA 形成の機序として，酸化ストレス，サイトカイン（TGF-$\beta$，VEGF），AGE，細胞内シグナル経路活性化（PCK, Rho Kinase, NF-kB, JNK），Toll-like レセプター活性化（TR-4）などの関与が実験動物を中心に報告されている [43-46]．

　IFTA は，結節性病変やびまん性病変と同様，腎予後規定因子であることがこれまでにも多く示されている [29, 47]．2 型糖尿病を対象とした横断的解析においては，年齢，びまん性病変，結節性病変，尿細管間質病変，そして血管病変が eGFR と関連が認められ，縦断的解析では，IFTA は腎機能低下に対し有意な危険因子であったと報告されている [3]．一方，腎機能低下はあるものの蛋白尿が出現しない糖尿病性腎症例もあることが指摘されているが，このような症例でも IFTA が進行しているとされる [48]．

> ■ "糖尿病性腎症と高血圧性腎硬化症の病理診断への手引き"[6] のスコア基準
> 間質線維化／尿細管萎縮（IFTA）
> 
> | | |
> |---|---|
> | 腎生検組織全体の 0% | 0 |
> | 腎生検組織全体の <25% | 1 |
> | 腎生検組織全体の 25〜50% | 2 |
> | 腎生検組織全体の ≧50% | 3 |

## 間質の細胞浸潤　図11

- 間質線維化部分の血管周囲や硬化性糸球体ボウマン嚢周囲に認められる．

- 間質の細胞浸潤は，間質線維化とともに腎機能とよく相関し，予後の指標となる．

　間質の細胞浸潤は，間質への小細胞浸潤として認識される．主に，間質線維化部分の血管周囲や硬化性糸球体ボウマン嚢周囲に認められる．これらの細胞はＴリンパ球や単球・マクロファージが主体である[49-51]．間質の細胞浸潤は，糖尿病に特異的な病変ではなく，多くの腎疾患で共通に認められる．動脈硬化などによる血管の狭窄を反映した虚血部位に，間質線維化と共に細胞浸潤をしばしば認める．腎機能予後を推測する上でも重要な病理所見である．

　間質病変は糖尿病性腎症でもみられる．感染，腎内逆流，薬物，中毒，循環障害，代謝障害，尿細管・間質炎（特発性，肉芽腫性，免疫異常に基づくなど），先天異常，腫瘍関連，移植拒絶反応関連，放射線腎症関連などが原因として挙げられる．

　間質の細胞浸潤は，間質線維化とともに腎機能とよく相関し，予後の指標となる[49]．2型糖尿病では，浸潤細胞のうち特にCD68陽性細胞（単球・マクロファージ）の浸潤が予後不良の予測因子であることが報告されている[52]．実験動物による検討では，血管からの炎症性細胞の遊走と関連するvascular cell adhesion molecule-1（VCAM-1）midkineやmonocyte chemoattractant protein-1（MCP-1）が間質への単球・マクロファージ浸潤に関与

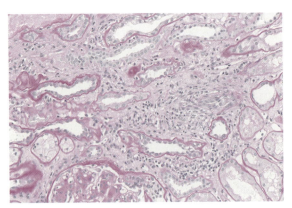

図11　間質細胞浸潤

することが知られている[53]．さらに，ヒト糖尿病性腎症においても，MCP-1
は，ヒト糖尿病性腎症においても尿細管・間質病変に発現しており，その進展
と相関することが示されている[54]．

> - "糖尿病性腎症と高血圧性腎硬化症の病理診断への手引き"[6] のスコア基準
>   0〜3で判定する．
>     0：細胞浸潤を認めないもの
>     1：間質の25%未満に浸潤を認める
>     2：25%以上50%未満に浸潤を認める
>     3：50%以上に浸潤を認める．

## 細動脈硝子化

**POINT▶**
- 腎皮質の細動脈の評価．
- 髄質や皮髄境界にある直血管は評価しない．
- 硝子化とはPAS反応陽性，HE染色で好酸性の均一な物質である．

　細動脈硝子化は，血管内皮細胞障害による透過性亢進で血漿成分が内皮下に
滲出することによって生じる病変である．硝子化病変は，輸入細動脈と小型の

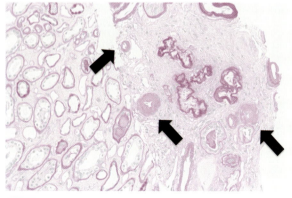

図12 細動脈硝子化

小葉間動脈に加えて，輸出動脈や糸球体門部の血管にみられる．細動脈硝子化は内皮下にみられることが多いが，中膜や動脈壁全層の病変を認めることもある．硝子化病変は，HE 染色では好酸性，PAS 反応に陽性，Masson トリクローム染色では青色に染色される．

臨床的には，硝子化や次に記載する動脈硬化は，血圧，加齢，糖尿病，アルコール飲酒，喫煙，肥満，高脂血症，高尿酸血症，運動量の低下，に加えて遺伝的背景〔Myosin heavy chain ⅡA（MYH9）gene, Apolipoprotein L1（APOL1）など〕が関与して進展する[55]．類似の病変は，血栓性微小血管障害や血管炎の慢性期にもみられる．

### ■ 参考: 腎内の血管について

細動脈（Arteriole）は，中膜平滑筋が 1～2 層の動脈であり，主に輸入細動脈レベルの動脈である．小動脈は，中膜平滑筋が 2 層より多く，8～10 層までの動脈である．小葉間動脈，弓状動脈，葉間動脈レベルの動脈である．動脈硬化や硝子化は，内膜および中膜を主体とした血管病変である．内膜は，1層の内皮細胞と内皮下組織（膠原線維，弾性線維，平滑筋，マクロファージ）からなる．中膜は，平滑筋と膠原線維からなり，弾性線維の介在はほとんどない．内膜と中膜は，内弾性板により境界される．内弾性板は，EVG 染色，あるいは EMG 染色にて同定可能である．

解剖学的な血管走行は，弓状動脈は，皮質と髄質の間を走行し，小葉間動脈は，弓状動脈から皮質に向かってほぼ直角に分岐する．輸入細動脈は，小葉間動脈から分岐し，糸球体につながる構造となっている．

---

- ■"糖尿病性腎症と高血圧性腎硬化症の病理診断への手引き"[6] のスコア基準

全標本中の最も高度な病変で判定する．

血管壁の厚さに対する硝子化の割合で，検討する．

0（なし），1（部分的な硝子化），2（壁の 50％程度を占める硝子化），

3（壁の 50％以上を占める硝子化，全層性の硝子化，部分的でも全層性の場合はこれに含める．閉塞している血管をみた時には全てこのカテゴリーに入れる）

## 動脈硬化 図13

> **POINT ▶**
> - 小動脈（小葉間動脈，弓状動脈）の内膜の肥厚と中膜平滑筋の萎縮の程度を判定する指標．
> - 内膜の肥厚は，弾性線維，膠原線維，筋線維芽細胞の増殖，増加からなり，どの成分が主体なのかは血管により異なるが，その質は問わない．
> - 内膜病変は一側のみ，あるいは一側だけが高度なこともあるため，両側を含め評価する．
> - できれば Elastica van Gieson stain（EVG）染色，あるいは Elastica Masson Goldner（EMG）染色にて，内弾性板を確認し，内膜を同定することが望ましい．

　動脈硬化は，内膜が弾性線維，膠原線維，筋線維芽細胞の増加や増殖により肥厚する病変である．典型的な像では，弾性線維が輪状に増殖し，線維間に膠原線維が増加している．腎における動脈硬化は，弓状動脈から小葉間動脈中心にみられる．病変の進行により，内膜肥厚と中膜平滑筋の萎縮，消失がみられ，進行すると内腔が狭小化あるいは閉塞する．弾性線維は，通常の染色では観察できず，EVG染色やEMG染色で観察する必要がある．

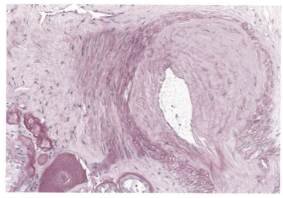

図13　動脈硬化

硝子化や動脈硬化は，病初期の導尿病性腎症から高頻度でみられる．糖尿病による影響か，年齢や高血圧などの糖尿病以外の影響によるものかを鑑別することは困難である．腎予後との関連も多く報告されている．

> ■ "糖尿病性腎症と高血圧性腎硬化症の病理診断への手引き"[6) のスコア基準
> 全標本中の最も高度な部分を判定する．
> 対側の動脈壁をあわせて評価する．
> 動脈の短軸の割面で検討する．
> 両側の内膜の厚さ／両側の中膜の厚さ　の比で，検討する．
> 　0（内膜肥厚なし），1（内膜／中膜比が1未満），
> 　2（内膜／中膜比が1以上）

### ■ 動脈硬化測定時の注意点

進行した病変では，中膜平滑筋がほとんど消失し，内膜だけのようにみえることもあるため EVG 染色あるいは EMG 染色にて内弾性板を確認し，判定するのがよい．また，動脈分岐部は正常でも内膜が肥厚するため，分岐部では評価しないこととする．

## 糖尿病性腎症と腎硬化症

腎硬化症の病態の主体は，高血圧に伴う血管病変の進行である．しかし，高齢や喫煙，脂質異常などと共に，糖尿病も血管病変進行の重要な因子である．逆に，糖尿病性腎症の症例においても，多くの場合，高血圧に加えて，高齢や喫煙，脂質異常といった危険因子を併せ持つことも少なくない．特に2型糖尿病症例においては，それらリスク因子を複数持つことも稀ではない．これら臨床的知見から，糖尿病性腎症例においてどれくらい腎硬化症の要素が含まれているのかは，大変興味深いと共に臨床上重要な視点である．しかし，それを鑑別することは大変困難である 図14．

### 糖尿病性腎症

糖尿病性腎症の病理所見について多くの報告がされてきている．我々も，本邦の糖尿病性腎症例 600 例を解析した結果を報告している．その検討結果で

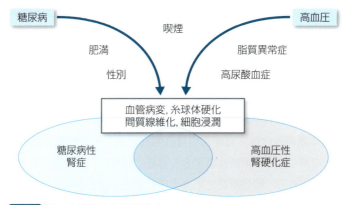

図14 糖尿病性腎症と腎硬化症

は，アルブミン尿の出現が極軽度で，腎機能も保たれている症例群（CKD病期分類でグリーンやイエローの分類される症例）においても，間質の線維化，細胞浸潤あるいは，硝子化や動脈硬化といった血管病変は，軽度のものも含めると約半数にみられることが確認された[16]．これらの，臨床所見に比して進行したと思われる，間質および血管病変は"腎硬化症"の影響を受けているとも考えられる．これらは，蛋白尿陰性のまま腎機能が低下する症例の病理所見を示している可能性がある．しかしながら，近年，蛋白尿陰性の症例においても，糖尿病性腎症の特徴的所見とされる結節性病変やメサンギウム融解，びまん性病変を認める症例が存在することが報告されている．これらの所見は，"糖尿病"の早期からも組織変化をきたすことを示しており，間質病変や血管病変が病初期からみられる知見を単純に"腎硬化症の影響"とは判断できないとも考えられる．この点においては，糖尿病性腎症と腎硬化症の詳細な病理学的変化の比較が必要と思われ，今後の検討が待たれる．

## 腎硬化症

日本透析医学会から報告されている2015年末における透析症例の原疾患における腎硬化症が占める割合は9.5％（約3万例）であり，糖尿病性腎症，慢性糸球体腎炎についで，3番目の原疾患となっている[56]．腎硬化症は，増加傾向にある原疾患の一つであり，腎不全対策としても重要な疾患である．また注目すべきは，透析導入患者における原疾患別の平均年齢である．腎硬化症を

原疾患とした，新規透析導入患者の平均年齢は 75.3 歳であり，糖尿病性腎症の 67.3 歳や慢性糸球体腎炎の 68.8 歳に比べて明らかに高齢である．高血圧有病者数は年齢とともに増加することも知られており，それに伴って腎硬化症の症例数も増加する．本邦における約 8 万人の健診データによる検討では，40 代では約 1～2％と推測される腎硬化症の頻度が，年齢とともに増加し 70～74 歳の群では 15％を超える頻度が推測されている[57]．このことから，高血圧を有する高齢者には，腎硬化症は高頻度にみられる疾患と推測されている．しかしながら，その診断は必ずしも容易ではない．一般臨床においては長期の高血圧歴を有し，眼底所見にて高血圧性変化を認める症例に，軽度の蛋白尿や血尿と腎機能低下を認めた際には，臨床的に腎硬化症と診断することが多い．しかしながら，粥状動脈硬化などに伴う腎動脈狭窄による虚血性腎症や尿細管間質性腎炎なども同様の臨床症状を呈することが多く，注意を要する．

　腎硬化症の発症機序には，高血圧に加えて，人種，脂質代謝異常，喫煙，食塩過剰摂取などの生活習慣，および遺伝的背景なども関与していることが示唆されている．腎硬化症の発症機序には，高血圧時の輸入細動脈に強い血圧ストレスが関与していると推測される．輸入細動脈の細動脈硬化が徐々に進行すると抵抗血管としての機能破綻が生じる．これは，糸球体が体血圧の影響を直接受け，糸球体構造の破壊につながり，結果的に糸球体硬化が進行すると考えられる．したがって，腎硬化症の治療においては，抵抗血管である輸入細動脈の障害が生じる前に治療を行う必要があると考えられる 図15 ．

　現状の実臨床では，腎硬化症の診断は臨床所見から行われることが多い．しかし，腎硬化症に対する病理学的な系統的な評価は，腎硬化症の診療水準向上や重症化予防を進める上でも必須と考えられる．厚生労働科学研究費補助金において進められた「糖尿病性腎症ならびに腎硬化症の診療水準向上と重症化防止に向けた調査・研究」において"糖尿病性腎症と高血圧性腎硬化症の病理診断への手引き"[6]が作成された．本診断の手引きでは，高血圧性腎硬化症の病理評価に対して，全節性糸球体硬化，分節性糸球体硬化，糸球体肥大の糸球体3病変に加え，間質線維化および尿細管萎縮，間質細胞浸潤，細動脈硝子化，および動脈硬化の間質4病変の病理診断基準および評価基準を示した[6]．

　この分類基準は糖尿病性腎症と同じ基準となっている．糖尿病性腎症と同様，腎硬化症においても病態形成の基本をなす重要な病理所見は血管病変であ

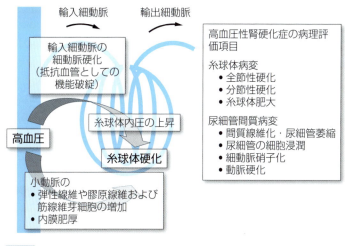

図15 高血圧性腎硬化症の病態と病理評価項目

る．血圧上昇により血管内皮の透過性が亢進し，血漿成分が内下に浸み込むことにより，細動脈硝子化病変が形成される．同時に，弓状動脈や小葉間動脈といった小動脈においては，弾性線維や膠原線維および筋線維芽細胞の増加が認められ，小動脈の内膜肥厚が生じる．このような，血管病変を主体とした腎病理学的変化に伴い，間質の線維化および尿細管萎縮と炎症細胞浸潤を認めるのが，腎硬化症の血管間質における病理変化である．一方，輸入細動脈を主体とする抵抗血管における硝子化病変は糸球体硬化を誘発する．

## 糖尿病性腎症と腎硬化症

糖尿病性腎症と腎硬化症は，上記のごとく，病理学的には同様の血管病変を主体とした変化であるが，臨床的に大きな違いを示す．糖尿病性腎症は，10年以上の糖尿病歴を背景に，アルブミン尿が出現し，顕性蛋白尿が出現するようになると，その程度はネフローゼ症候群に該当する程度の高度蛋白尿を呈する症例が出現する．こうした症例は，腎機能低下スピードが速く，腎死に至ることが多い．一方，腎硬化症は，腎障害が進行すると少なからず蛋白尿を認めるものの，その程度は軽度で1g/日を超えることは少ない．また，腎機能低下スピードも，糖尿病性腎症に比して遅い[58]　図16．このように，血管障害として比較的似たような病理所見を一部共有する糖尿病性腎症と腎硬化症で

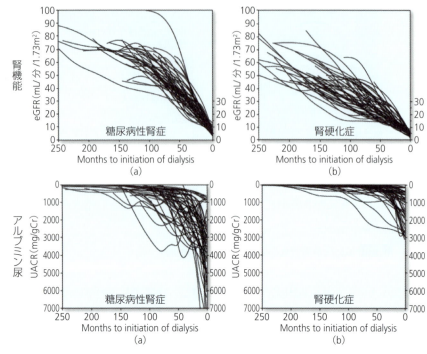

**図16** 透析導入した症例の後ろ向き研究
糖尿病性腎症では，腎機能の悪化は急速である．
(Abe M, et al. J Diabetes Res. 2016; 2016: 5374746 より一部改変)[58]

はあるが，臨床的には異なる病態を呈する．どういった病理所見がどのような臨床病態と関連するのか，今後の詳細な検討が待たれる．

## 病理所見の臨床的意義

糖尿病性腎症の病理学的知見と臨床との関連はかねてから多くの報告がなされている．糖尿病性腎症，特に2型糖尿病を背景とした腎症における臨床と病理学的知見のばらつきは，個々の症例を診療する上でも，大きな問題である．この臨床と病理学的知見の不均一性は，重要な研究課題である．近年，特に腎機能低下スピードの速い rapid renal decline の症例と，低下スピードの遅い slow renal decline の症例が存在することが注目されている 図17[59]．

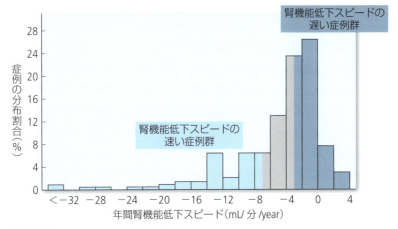

**図17** 腎機能低下スピードは症例により大きく異なる
(Krolewski AS. Diabetes Care. 2015; 38: 954-62 より一部改変)[59]

　今回，"糖尿病性腎症と高血圧性腎硬化症の病理診断への手引き"[6]の評価基準を用いて，臨床病理学的な検討が進められ，多数の臨床データと紐付けされた病理標本を解析することにより，多くの新しい知見が集積されてきている．多数例の解析を行うことにより，これまでの報告の興味深い側面も明らかになってきた．

　一つは，今回解析対象とした13の病理所見はいずれも腎予後予測因子として有意なものであったという知見である．これまで，結節性病変やメサンギウム融解所見，間質の線維化の程度などの病理所見が，腎予後予測因子として数多く報告されている．しかし，今回600例の解析を行ったところ，いずれの病理所見も蛋白尿の増加あるいは腎機能の低下と相関があることが明らかとなった．また，各病理所見はいずれも相互に強い正の相関関係があることも明らかとなった．したがって，いずれも病理所見も全体としては腎生検時の蛋白尿や腎機能を的確認表しており，蛋白尿や腎機能低下は腎予後の強い予測因子であることから，病理所見が腎予後を表すことは理解できる現象と思われる．これまで予後因子として報告されている病理所見はもちろんのこと，その他の因子についても，病理所見が進行するほど腎予後が悪化するという知見は統計的には示された[16]．しかし，その病理所見の変化程度は，今回の"糖尿病性腎症と高血圧性腎硬化症の病理診断への手引き"[6]で定めたスコアの1を超え

**びまん性病変**

| Score | G&Y | Orange | Red | Total |
|---|---|---|---|---|
| 0 | 18.4 | 6.0 | 3.9 | 7.0 |
| 1 | 46.6 | 28.2 | 14.3 | 23.5 |
| 2 | 23.3 | 26.8 | 25.0 | 25.2 |
| 3 | 11.7 | 38.9 | 56.8 | 44.4 |
| | 100.0 | 100.0 | 100.0 | 100.0 |

**結節性病変**

| Score | G&Y | Orange | Red | Total |
|---|---|---|---|---|
| 0 | 84.2 | 67.6 | 46.4 | 58.3 |
| 1 | 15.8 | 32.4 | 53.6 | 41.7 |
| | 100.0 | 100.0 | 100.0 | 100.0 |

**基底膜二重化**

| Score | G&Y | Orange | Red | Total |
|---|---|---|---|---|
| 0 | 64.9 | 48.6 | 23.8 | 37.2 |
| 1 | 25.8 | 32.6 | 40.4 | 35.9 |
| 2 | 4.1 | 13.2 | 21.0 | 16.1 |
| 3 | 5.2 | 5.6 | 14.8 | 10.8 |
| | 100.0 | 100.0 | 100.0 | 100.0 |

**滲出性病変**

| Score | G&Y | Orange | Red | Total |
|---|---|---|---|---|
| 0 | 84.5 | 64.4 | 40.4 | 54.2 |
| 1 | 15.5 | 35.6 | 59.6 | 45.8 |
| | 100.0 | 100.0 | 100.0 | 100.0 |

**メサンギウム融解**

| Score | G&Y | Orange | Red | Total |
|---|---|---|---|---|
| 0 | 87.4 | 68.0 | 52.3 | 62.5 |
| 1 | 12.6 | 32.0 | 47.7 | 37.5 |
| | 100.0 | 100.0 | 100.0 | 100.0 |

**腎門部血管増生**

| Score | G&Y | Orange | Red | Total |
|---|---|---|---|---|
| 0 | 57.4 | 33.3 | 23.4 | 31.8 |
| 1 | 42.6 | 66.7 | 76.6 | 68.2 |
| | 100.0 | 100.0 | 100.0 | 100.0 |

**糸球体肥大**

| Score | G&Y | Orange | Red | Total |
|---|---|---|---|---|
| 0 | 78.0 | 69.4 | 59.7 | 65.3 |
| 1 | 22.0 | 30.6 | 40.3 | 34.7 |
| | 100.0 | 100.0 | 100.0 | 100.0 |

**間質線維化・尿細管萎縮**

| Score | G&Y | Orange | Red | Total |
|---|---|---|---|---|
| 0 | 35.9 | 13.4 | 2.3 | 10.9 |
| 1 | 42.7 | 44.3 | 20.5 | 30.3 |
| 2 | 18.4 | 28.9 | 35.4 | 30.8 |
| 3 | 2.9 | 13.4 | 41.8 | 27.9 |
| | 100.0 | 100.0 | 100.0 | 100.0 |

**間質細胞浸潤**

| Score | G&Y | Orange | Red | Total |
|---|---|---|---|---|
| 0 | 40.8 | 20.8 | 5.9 | 15.7 |
| 1 | 44.7 | 59.7 | 51.3 | 52.3 |
| 2 | 13.6 | 12.8 | 27.0 | 21.1 |
| 3 | 1.0 | 6.7 | 15.8 | 11.0 |
| | 100.0 | 100.0 | 100.0 | 100.0 |

**硝子化**

| Score | G&Y | Orange | Red | Total |
|---|---|---|---|---|
| 0 | 24.3 | 6.8 | 3.3 | 7.8 |
| 1 | 30.1 | 27.7 | 15.4 | 21.1 |
| 2 | 17.5 | 19.6 | 23.1 | 21.3 |
| 3 | 28.2 | 45.9 | 58.2 | 49.8 |
| | 100.0 | 100.0 | 100.0 | 100.0 |

**動脈硬化**

| Score | G&Y | Orange | Red | Total |
|---|---|---|---|---|
| 0 | 36.8 | 23.4 | 8.3 | 16.9 |
| 1 | 38.9 | 46.8 | 46.9 | 45.6 |
| 2 | 24.2 | 27.7 | 42.9 | 35.9 |
| 3 | 0.0 | 2.1 | 1.8 | 1.6 |
| | 100.0 | 100.0 | 100.0 | 100.0 |

■ 100～80%　■ 80～60%　■ 60～40%　□ 40～20%

**図18 病理所見の出現頻度**

(Furuichi K. et al. Nephrol Dial Transplant. 2017 Mar 2. doi: 10.1093/ndt/gfw417 より一部改変)[16]

ない変化も少なくない．これらの変化を個々の症例で評価することは困難であり，病理所見を的確に反映するバイオマーカーなどより判定しやすい指標が必要と思われる．

　また，病初期にみられる病理所見の重要性も明らかにされつつある．これまでにも，アルブミン尿が出現する以前にびまん性病変や結節性病変など種々の病理所見がみられることが報告されているが，今回の600例の検討でも，それが明らかとなった．特に糸球体病変では，びまん性病変はアルブミン尿陰性を主体とした症例でも過半数にみられうることが明らかになった[16] 図18．これは，病理判定基準を明確に示したことによる結果と思われる．今回の判定基準では，びまん性病変は，糸球体の少なくとも2つの分葉においてメサン

ギウム基質の幅がメサンギウム細胞の核2個分を超えるものと定義された．具体的で，その基準も明確に示されることにより，より客観的に判定が可能となったものと考えられる．また，微量アルブミン尿程度の段階から糸球体門部血管増生が過半数の症例でみられることが明らかになった．この病変は，近年注目されている糸球体門部に広がる多くの場合硝子化した余剰な血管である．詳細な解析により，輸出細動脈と尿細管周囲の毛細血管につながることが推測されている．これらの血管病変の成り立ちや病態形成への意義も今後明らかになることが期待される．一方，古典的に糖尿病性腎症の特徴的病変とされる，結節性病変やメサンギウム融解は，顕性蛋白尿の段階になると急激に増加する．一般的には，蛋白尿が増加したり，腎機能が低下したりした段階で腎生検が施行されることが多いことを考えると，一見してわかりやすいこれらの病変が強調され，検討されてきたことは，理解される．一方，最近記載されて注目されているように，結節性病変やメサンギウム融解といった病変が，アルブミン尿が出現する前あるいは微量アルブミン尿の段階からみられることがあることも確認された．また，興味深いことに，これら病変を持つ症例群は，その後の腎予後も悪いことが確認された．これは，早期の腎生検が，予後を予測する上で有用であることを示すと共に，そういった病変進行させる遺伝的あるいは環境因子が存在することを推測させる．このような点に対する今後の検討が期待される．

　これまでに，多くの腎病理と予後についての検討が報告されている．腎生検を施行された128例を対象とした検討で，eGFRの低下率の中央値は年率14.9％であった．この中央値で2群に分けた際，eGFRの低下率の高い群の病理学的特徴は，間質の線維化と尿細管萎縮であった[29]．また，糖尿病性腎症111例において，糸球体病変と間質病変の腎機能低下因子に与える検討も報告されている．腎病変が軽微な群，典型的な糖尿病性腎症の糸球体病変を伴う群，糸球体病変は軽微だが間質尿細管病変が進行した群の3群に分けた検討では，腎病変が軽微な群ではeGFR低下が軽微であり，糸球体病変主体の群においてeGFR低下スピードが最も大きかった[60]．加えて，腎生検を施行した糖尿病性腎症165例による，糸球体基底膜へのIgG沈着と臨床病理学的関連に関する報告もある．IgGの糸球体基底膜への沈着程度は，糸球体病変，間質病変あるいは血管病変といった病理学的所見の程度との相関はなかった．

しかし，IgGの沈着程度の上昇は，腎死へのハザード比を増加させることが示されている[61]．さらに，113例の腎生検例による貧血に対する検討では，糸球体病変や血管病変は貧血の程度に関連しなかったが，間質線維化・尿細管萎縮の程度は貧血の程度と関連することが示された[62]．これらの検討において，病理所見が腎予後や病態理解に有用であることが示されている．しかし，単施設や限られて症例数での検討が多かった．

一方，我々が行った本邦における多施設・多数例の検討では，いくつもの興味深い所見が得られた．前項にも記載したとおり，多数例の検討では，"糖尿病性腎症と高血圧性腎硬化症の病理診断への手引き"[6]で定めた各病理所見は，相互に強い相関関係があることが明らかになった．また，蛋白尿の増加，あるいは腎機能の低下に従って病理所見が悪化することも明確に示された．加えて，アルブミン尿がみられない，あるいは軽度の早期の腎症例においても，び

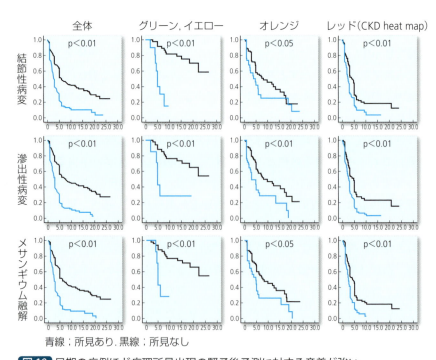

青線；所見あり．黒線；所見なし

**図 19** 早期の症例ほど病理所見出現の腎予後予測に対する意義が強い
(Furuichi K, et al. Nephrol Dial Transplant. 2017 Mar 2. doi: 10.1093/ndt/gfw417 より一部改変)[16]

まん性病変や糸球体門部血管増生といった一部の糸球体病変および間質，血管病変が進行していることが明らかとなった．これら所見に加えて，腎予後との関連では，結節性病変，メサンギウム融解といた病理所見は，正常アルブミン尿や微量アルブミン尿といった早期の段階において特に高い腎予後予測能を持つことが明らかとなった[16] 図19．今回の解析で，結節性病変やメサンギウム融解，滲出性病変，基底膜二重化といった病変は，顕性蛋白尿の段階で過半数の症例で認められるようになることが明らかとなった．通常腎生検は，顕性蛋白尿期で施行されることが多く，これらの病変が多くの臨床研究でその意義が評価されてきたことを裏付ける所見と思われる．今回の検討でも，顕性蛋白尿の症例群においても，正常アルブミン尿や微量アルブミン尿に比してそのインパクトは低いものの有意な予後規定因子であることが示されており，これまでの報告に矛盾しない結果である．

　一方，高血圧性腎硬化症の腎生検標本による病理学的所見と予後との検討では，有意な腎予後規定病理因子を示すことができていない．高血圧性腎硬化症における腎予後規定因子は，蛋白尿および腎機能で規定されるCKDヒートマップによる臨床病期が病理所見よりも有用である．一方，糖尿病性腎症と同様に，病期に特徴的な病理所見は確認された．細動脈硝子化病変や動脈硬化病変はCKDヒートマップにおけるグリーンやイエローに分類される症例群においても，過半数の症例で認めた．また糸球体病変においては，大部分が全節性硬化であり，分節性硬化を呈する糸球体は少ないことが確認された．

　今後，糖尿病性腎症の病理所見に，腎硬化症的要素がどのように関与しているかについて，より詳細な検討が進むことが期待される．

## 📖 文 献

1) Katayama S, Moriya T, Tanaka S, et al. Low transition rate from normo- and low microalbuminuria to proteinuria in Japanese type 2 diabetic individuals: the Japan Diabetes Complications Study (JDCS). Diabetologia. 2011; 54: 1025-31.

2) Sharma SG, Bomback AS, Radhakrishnan J, et al. The modern spectrum of renal biopsy findings in patients with diabetes. Clin J Am Soc Nephrol. 2013; 8: 1718-24.

3) Shimizu M, Furuichi K, Toyama T, et al. Long-term outcomes of Japanese

type 2 diabetic patients with biopsy-proven diabetic nephropathy. Diabetes Care. 2013; 36: 3655-62.

4) Gellman DD, Pirani CL, Soothill JF, et al. Diabetic nephropathy: a clinical and pathologic study based on renal biopsies. Medicine (Baltimore). 1959; 38: 321-67.

5) Tervaert TW, Mooyaart AL, Amann K, et al. Pathologic classification of diabetic nephropathy. J Am Soc Nephrol. 2010; 21: 556-63.

6) 和田隆志, 湯澤由紀夫, 監修. 糖尿病性腎症と高血圧性腎硬化症の病理診断への手引き. 東京: 東京医学社; 2015.

7) Working Group of the International Ig ANN, the Renal Pathology Society, Roberts IS, et al. The Oxford classification of IgA nephropathy: pathology definitions, correlations, and reproducibility. Kidney Int. 2009; 76: 546-56.

8) Najafian B, Alpers CE, Fogo AB. Pathology of human diabetic nephropathy. Contrib Nephrol. 2011; 170: 36-47.

9) Nyumura I, Honda K, Tanabe K, et al. Early histologic lesions and risk factors for recurrence of diabetic kidney disease after kidney transplantation. Transplantation. 2012; 94: 612-9.

10) Fioretto P, Mauer M. Histopathology of diabetic nephropathy. Semin Nephrol. 2007; 27: 195-207.

11) Kimmelstiel P, Wilson C. Intercapillary lesions in the glomeruli of the kidney. Am J Pathol. 1936; 12: 83-98. 7.

12) Wada T, Shimizu M, Yokoyama H, et al. Nodular lesions and mesangiolysis in diabetic nephropathy. Clin Exp Nephrol. 2013; 17: 3-9.

13) Mise K, Ueno T, Hoshino J, et al. Nodular lesions in diabetic nephropathy: collagen staining and renal prognosis. Diabetes Res Clin Pract. 2017; 127: 187-97.

14) 北村博司. 腎生検病理アトラス−糖尿病性腎症. 第2版. 東京: 東京医学社; 2010.

15) Hong D, Zheng T, Jia-qing S, et al. Nodular glomerular lesion: a later stage of diabetic nephropathy? Diabetes Res Clin Pract. 2007; 78: 189-95.

16) Furuichi K, Yuzawa Y, Shimizu M, et al. Nationwide multicentre kidney biopsy study of Japanese patients with type 2 diabetes. Nephrol Dial Transplant. 2017. doi: 10.1093/ndt/gfw417. [Epub ahead of print]

17) Raparia K, Usman I, Kanwar YS. Renal morphologic lesions reminiscent of diabetic nephropathy. Arch Pathol Lab Med. 2013; 137: 351-9.

18) Nasr SH, D'Agati VD. Nodular glomerulosclerosis in the nondiabetic smoker. J Am Soc Nephrol. 2007; 18: 2032-6.

19) Stout LC, Kumar S, Whorton EB. Focal mesangiolysis and the pathogenesis of the Kimmelstiel-Wilson nodule. Hum Pathol. 1993; 24: 77-89.

20) Camici M. Renal glomerular permselectivity and vascular endothelium. Biomed Pharmacother. 2005; 59: 30-7.

21) Haraldsson B, Nystrom J, Deen WM. Properties of the glomerular barrier and mechanisms of proteinuria. Physiol Rev. 2008; 88: 451-87.

22) Haraldsson B, Nystrom J. The glomerular endothelium: new insights on function and structure. Curr Opin Nephrol Hypertens. 2012; 21: 258-63.

23) 山中宣昭. 【糖尿病のすべて】糖尿病性糸球体硬化症とその進展. 腎と透析. 2001; 51: 209-16.

24) 北村博司. 糖尿病性腎症の組織分類. In: 日本腎臓学会・腎病理診断標準化委員会, 編. 腎生検病理診断標準化への指針. 東京: 東京医学社; 2005.

25) Saito Y, Kida H, Takeda S, et al. Mesangiolysis in diabetic glomeruli: its role in the formation of nodular lesions. Kidney Int. 1988; 34: 389-96.

26) Jennete JC, Olson JL, Schwartz MM, et al. Heptinstall's Pathology of the Kidney. 6th ed. Lippincott Williams & Wilkins; 2007.

27) Olson JL, de Urdaneta AG, Heptinstall RH. Glomerular hyalinosis and its relation to hyperfiltration. Lab Invest. 1985; 52: 387-98.

28) Stout LC, Kumar S, Whorton EB. Insudative lesions-their pathogenesis and association with glomerular obsolescence in diabetes: a dynamic hypothesis based on single views of advancing human diabetic nephropathy. Hum Pathol. 1994; 25: 1213-27.

29) Mise K, Hoshino J, Ubara Y, et al. Renal prognosis a long time after renal biopsy on patients with diabetic nephropathy. Nephrol Dial Transplant. 2014; 29: 109-18.

30) Bloodworth JM Jr. A re-evaluation of diabetic glomerulosclerosis 50 years after the discovery of insulin. Hum Pathol. 1978; 9: 439-53.

31) Nelson RG, Bennett PH, Beck GJ, et al. Development and progression of renal disease in Pima Indians with non-insulin-dependent diabetes mellitus. Diabetic Renal Disease Study Group. N Engl J Med. 1996; 335: 1636-42.

32) Hiragushi K, Sugimoto H, Shikata K, et al. Nitric oxide system is involved in glomerular hyperfiltration in Japanese normo-and micro-albuminuric patients with type 2 diabetes. Diabetes Res Clin Pract. 2001; 53: 149-59.

33) Osterby R, Bangstad HJ, Nyberg G, et al. On glomerular structural alterations in type-1 diabetes. Companions of early diabetic glomerulopathy. Virchows Arch. 2001; 438: 129-35.

34) Osterby R, Nyberg G. New vessel formation in the renal corpuscles in advanced diabetic glomerulopathy. J Diabet Complications. 1987; 1: 122-7.

35) Nakagawa T, Kosugi T, Haneda M, et al. Abnormal angiogenesis in diabetic nephropathy. Diabetes. 2009; 58: 1471-8.

36) McGinn S, Saad S, Poronnik P, et al. High glucose-mediated effects on endothelial cell proliferation occur via p38 MAP kinase. Am J Physiol Endocrinol Metab. 2003; 285: E708-17.

37) Marcantoni C, Ma LJ, Federspiel C, et al. Hypertensive nephrosclerosis in African Americans versus Caucasians. Kidney Int. 2002; 62: 172-80.

38) Marcantoni C, Fogo AB. A perspective on arterionephrosclerosis: from pathology to potential pathogenesis. J Nephrol. 2007; 20: 518-24.

39) Kawamura T, Joh K, Okonogi H, et al. A histologic classification of IgA nephropathy for predicting long-term prognosis: emphasis on end-stage renal disease. J Nephrol. 2013; 26: 350-7.

40) Howie AJ, Brewer DB. The glomerular tip lesion: a previously undescribed type of segmental glomerular abnormality. J Pathol. 1984; 142: 205-20.

41) Najafian B, Mauer M. Predilection of segmental glomerulosclerosis lesions for the glomerulotubular junction area in type 1 diabetic patients: a novel mapping method. PLoS One. 2013; 8: e69253.

42) Solez K, Colvin RB, Racusen LC, et al. Banff '05 Meeting Report: differential diagnosis of chronic allograft injury and elimination of chronic allograft nephropathy ('CAN'). Am J Transplant. 2007; 7: 518-26.

43) Sun YM, Su Y, Li J, et al. Recent advances in understanding the biochemical and molecular mechanism of diabetic nephropathy. Biochem Biophys Res Commun. 2013; 433: 359-61.

44) Thomas MC. Advanced glycation end products. Contrib Nephrol. 2011; 170: 66-74.

45) Tesch GH, Lim AK. Recent insights into diabetic renal injury from the db/db mouse model of type 2 diabetic nephropathy. Am J Physiol Renal Physiol. 2011; 300: F301-10.

46) Lin M, Tang SC. Toll-like receptors: sensing and reacting to diabetic injury in the kidney. Nephrol Dial Transplant. 2014; 29: 746-54.

47) Okada T, Nagao T, Matsumoto H, et al. Histological predictors for renal prognosis in diabetic nephropathy in diabetes mellitus type 2 patients with overt proteinuria. Nephrology (Carlton). 2012; 17: 68-75.

48) Shimizu M, Furuichi K, Yokoyama H, et al. Kidney lesions in diabetic patients with normoalbuminuric renal insufficiency. Clin Exp Nephrol. 2014; 18: 305-12.

49) Gilbert RE, Cooper ME. The tubulointerstitium in progressive diabetic kidney disease: more than an aftermath of glomerular injury? Kidney Int. 1999; 56: 1627-37.

50) Bohle A, Wehrmann M, Bogenschutz O, et al. The pathogenesis of chronic renal failure in diabetic nephropathy. Investigation of 488 cases of diabetic

glomerulosclerosis. Pathol Res Pract. 1991; 187: 251-9.

51) Katz A, Caramori ML, Sisson-Ross S, et al. An increase in the cell component of the cortical interstitium antedates interstitial fibrosis in type 1 diabetic patients. Kidney Int. 2002; 61: 2058-66.

52) Lewis A, Steadman R, Manley P, et al. Diabetic nephropathy, inflammation, hyaluronan and interstitial fibrosis. Histol Histopathol. 2008; 23: 731-9.

53) Kosugi T, Yuzawa Y, Sato W, et al. Midkine is involved in tubulointerstitial inflammation associated with diabetic nephropathy. Lab Invest. 2007; 87: 903-13.

54) Wada T, Furuichi K, Sakai N, et al. Up-regulation of monocyte chemoattractant protein-1 in tubulointerstitial lesions of human diabetic nephropathy. Kidney Int. 2000; 58: 1492-9.

55) Lipkowitz MS, Freedman BI, Langefeld CD, et al. Apolipoprotein L1 gene variants associate with hypertension-attributed nephropathy and the rate of kidney function decline in African Americans. Kidney Int. 2013; 83: 114-20.

56) 日本透析医学会. 図説　わが国の慢性透析療法の現況　2015 年 12 月 31 日現在. 2016.

57) Shiraishi N, Kitamura K, Kohda Y, et al. Prevalence and risk factor analysis of nephrosclerosis and ischemic nephropathy in the Japanese general population. Clin Exp Nephrol. 2014; 18: 461-8.

58) Abe M, Okada K, Maruyama N, et al. Comparison of clinical trajectories before initiation of renal replacement therapy between diabetic nephropathy and nephrosclerosis on the KDIGO Guidelines Heat Map. J Diabetes Res. 2016; 2016: 5374746.

59) Krolewski AS. Progressive renal decline: the new paradigm of diabetic nephropathy in type 1 diabetes. Diabetes Care. 2015; 38: 954-62.

60) Moriya T, Suzuki Y, Inomata S, et al. Renal histological heterogeneity and functional progress in normoalbuminuric and microalbuminuric Japanese patients with type 2 diabetes. BMJ Open Diabetes Res Care. 2014; 2: e000029.

61) Mise K, Hoshino J, Ueno T, et al. Clinical implications of linear immunofluorescent staining for immunoglobulin G in patients with diabetic nephropathy. Diabetes Res Clin Pract. 2014; 106: 522-30.

62) Mise K, Hoshino J, Ueno T, et al. Impact of tubulointerstitial lesions on anaemia in patients with biopsy-proven diabetic nephropathy. Diabet Med. 2015; 32: 546-55.

［古市賢吾］

# 第 III 章

## 診断・バイオマーカー

### 臨床診断

**POINT**
- 糖尿病は，血糖やHbA1cが診断に用いられる．
- 糖尿病性腎症は経過や尿所見を参考に診断するが，他の腎炎との鑑別も重要であり，時に腎生検を検討すべき症例もある．

　糖尿病は，インスリン作用の不足に基づく慢性の高血糖状態を主徴とする代謝疾患群である．軽度であればほとんど自覚症状はなく，長期間放置されることもあり後述する多くの合併症をきたすため，適切に診断する必要がある．日本糖尿病学会による糖尿病の臨床診断のフローは 図1 の通りである．1回の血糖高値だけでは慢性の高血糖とは断定できず「糖尿病型」と呼び，別の日に行った検査で再び糖尿病型を示すことで糖尿病の診断となる．この血糖の高値とは，①空腹時血糖≧126 mg/dL，②75 g経口ブドウ糖負荷試験（oral glucose tolerance test: OGTT）2時間値≧200 mg/dL，③随時血糖≧200 mg/dLのいずれかを指す．一方，HbA1cは過去1, 2カ月の血糖の平均を反映し，これが一定の値以上（HbA1c≧6.5%）であれば慢性の高血糖を強く示唆するため，これも「糖尿病型」と呼び，2010年の診断基準改訂では，血糖と同日の検査であっても，両者が糖尿病型を満たせば糖尿病と診断できることとなった．ただしHbA1cのみが2回糖尿病型であったとしても糖尿病とは診断しない．これは，鉄欠乏性貧血など赤血球寿命の延びる病態でHbA1cが見かけ上高値になる影響を排除するためである．慢性の高血糖を示唆する典型的な症状である口渇・多飲・多尿・体重減少，また確実な網膜症が

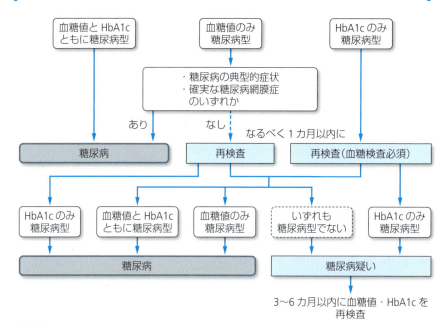

**図1** 糖尿病の臨床診断のフローチャート
(糖尿病診断基準に関する調査検討委員会. 糖尿病. 2012; 55: 494 より一部改変)[1]

存在する場合も,血糖値が糖尿病型であれば糖尿病と診断してよい.

## 糖尿病の分類と診断

　日本糖尿病学会は2010年の"糖尿病の分類と診断基準に関する委員会報告"で,糖尿病を成因(発症機序:　表1　)と病態(インスリン抵抗性や依存性の程度)の二次元的に捉える考え方を提唱した.ここでは成因ごとの診断法を述べる.

### ■ 1型糖尿病

　1型糖尿病は,「体内でインスリンを分泌する唯一の細胞である膵β細胞がなんらかの理由により破壊され,インスリン分泌が枯渇して発症する糖尿病」であり[1],発症・進行の形式によって,①劇症,②急性,③緩徐進行性(SPIDDM)の3病型に分けられる.発症に自己抗体が関わりうるものは,②と③である.また,進行の速さは,①日単位,②週〜3カ月単位,③年単位

**表1** 糖尿病と糖代謝異常の成因分類

Ⅰ．1型（β細胞の破壊，通常は絶対的インスリン欠乏に至る）
　　A．自己免疫性
　　B．特発性
Ⅱ．2型（インスリン分泌低下を主体とするものと，インスリン抵抗性が主体でそれに
　　インスリンの相対的不足を伴うものなどがある）
Ⅲ．その他の特定の機序，疾患によるもの
　　A．遺伝因子として遺伝子異常が同定されたもの
　　　1）膵β細胞機能に関わる遺伝子異常
　　　2）インスリン作用の伝達機構に関わる遺伝子異常
　　B．他の疾患，条件に伴うもの
　　　1）膵外分泌疾患
　　　2）内分泌疾患
　　　3）肝疾患
　　　4）薬剤や化学物質によるもの
　　　5）感染症
　　　6）免疫機序による稀な病態
　　　7）その他の遺伝的症候群で糖尿病を伴うことが多いもの
Ⅳ．妊娠糖尿病

（一見 2 型糖尿病のようにみえる）と様々である．それぞれの特徴を **表2** に
示す．

### ■ 2 型糖尿病

　2 型糖尿病は，インスリン分泌の低下を主体とするものと，インスリン抵抗
性に相対的インスリン分泌低下が種々の程度に加わってインスリン作用の不足
をきたすものとがある．1 型に比べ強い家族内集積があり，経過は緩徐で自覚
症状に乏しいことが多い．

### ■ 鑑別のための検査

①**問診**：糖尿病家族歴，出生時体重・最大体重・最近の体重変化など体重歴，
　食事・飲酒・運動・喫煙などの生活習慣，肝疾患・膵疾患などの併存疾患，
　薬歴，自覚症状（口渇・多飲・多尿など）
②**身体所見**：肥満有無（BMI，腹囲），皮膚所見（ツルゴールの低下，黒色表
　皮腫，皮膚線条），糖尿病性足病変，神経所見，眼底所見
③**尿検査**：尿定性・定量（尿蛋白または尿アルブミン／尿クレアチニン比）・

**表2** 1型糖尿病の特徴

|  | 劇症 | 急性 | 緩徐進行 |
|---|---|---|---|
| 糖尿病症状〜ケトーシスまたはケトアシドーシスの期間 | 1週間前後以内 | 3カ月以内 | 定義なし |
| 自己抗体 | − | ＋（GAD 抗体，IA-2 抗体，IAA，ZnT8 抗体，ICA のいずれか） | ＋（GAD 抗体または ICA 抗体） |
| 糖尿病診断早期の状態 | 継続してインスリンが必要 | | ただちにはインスリンは必要でない |
| 特徴 | 70％以上で感冒 / 腹部症状先行 | | |

GAD: glutamic acid decarboxylase, IA-2: insulinoma-associated antigen-2, IAA: insulin antibody, ZnT8: zinc transporter 8, ICA: islet cell antibody

尿沈渣

→ほかの糸球体疾患を合併していないか確認する

### ④インスリン抵抗性と分泌能の評価

（a）インスリン抵抗性

$$\cdot \text{HOMA-R} = \frac{\text{空腹時血糖値（mg/dL）} \times \text{空腹時インスリン値（}\mu\text{U/mL）}}{405}$$

≦1.6 が正常．≧2.5 の場合，インスリン抵抗性あり

（b）インスリン分泌能

$$\cdot \text{HOMA-}\beta = \frac{\text{空腹時インスリン値（}\mu\text{U/mL）} \times 360}{\text{空腹時血糖値（mg/dL）} - 63}$$

≧40〜60％が正常（日本人の場合）．＜30％の場合，インスリン分泌低下

$$\cdot \text{OGTT 施行時，インスリン分泌指数} = \frac{\text{インスリン30分値（}\mu\text{U/mL）} - \text{インスリン0分値（}\mu\text{U/mL）}}{\text{血糖30分値（mg/dL）} - \text{血糖0分値（mg/dL）}}$$

≦0.4 で初期分泌の低下を示唆

・空腹時血中 C ペプチド　通常 1.0〜3.5 μg/mL．糖尿病患者で 0.5 μg/mL 以下であればインスリン依存状態であると考えられる．

・グルカゴン負荷試験　空腹時にグルカゴン 1 mg を静注し，負荷前と負荷 5 または 6 分後の血中 C ペプチドの差が 4.0 ng/dL 以上であれば正

常，1.0 ng/mL 未満の場合，高度のインスリン分泌能低下とみなす．
- 24 時間尿中 C ペプチド排泄量　正常は 40〜100 μg/ 日．20 μg/ 日以下でインスリン分泌能低下．
- C ペプチド指数（C-peptide index: CPI）＝

$$\frac{空腹時 C ペプチド値（ng/mL）}{空腹時血糖値（mg/dL）} \times 100$$

0.8 未満でインスリン依存状態

⑤膵島関連の自己抗体（表2 参照）

## どういう場合に糖尿病性腎症を疑うか？

### ■ 糖尿病合併症の経過

糖尿病の細小血管合併症は，神経障害→網膜症→腎症の順に顕在化することが多い．神経障害は罹病期間が 5〜10 年の時，約 30％，15〜20 年で約 45％，30 年以上で約 60％にみられる[2]．また網膜症は，インスリン強化療法普及前の DCCT 研究においては罹病期間 8〜9 年間で 63％に網膜症を認め

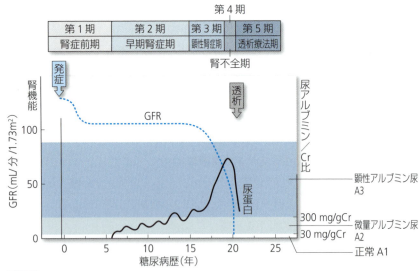

図2　典型的な糖尿病性腎症の経過
（槙野博史．糖尿病性腎症―発症・進展機序と治療．東京：診断と治療社；1999．p.192 より改変）[4]

ている[3]．さらに網膜症は単純網膜症（SDR：血管透過性亢進）→増殖前網膜症（PPDR：網膜細小血管閉塞）→増殖網膜症（PDR：血管新生）の順に進行する（改変 Davis 分類）．

糖尿病性腎症は，糖尿病発症後約 5～10 年が経過した頃に微量アルブミン尿の出現をもって発症し，その後徐々に蛋白尿の増加や腎機能低下をもたらす 図2 ．

## ■ 糖尿病性腎症の診断

糖尿病性腎症の確定診断には腎生検による病理診断が最も確実であるが，実際には臨床的に診断することが多い．早朝尿などなるべく午前中の随時尿にて，尿中アルブミンが 30～299 mg/gCr（微量アルブミン尿）を，別々の日（保険上 3 カ月に 1 回まで）に 3 回中 2 回以上確認できれば早期腎症と診断する[5]．ただし，高血圧症，高度肥満，メタボリックシンドローム，尿路系異常，尿路感染症，うっ血性心不全などでも微量アルブミン尿を認めることがあることには留意しておかねばならない．加えて，腎機能や尿蛋白の程度により重症度を把握することも大切である．糖尿病性腎症の病期分類では，第 1 期（腎症前期），第 2 期（早期腎症期），第 3 期（顕性腎症期），第 4 期（腎不全

| アルブミン尿区分 | | | A1 | A2 | A3 |
|---|---|---|---|---|---|
| 尿アルブミン /Cr 比 (mg/gCr) | | | <30 (正常アルブミン尿) | 30～299 (微量アルブミン尿) | ≧300 (顕性アルブミン尿) |
| 尿蛋白 /Cr 比 (g/gCr) | | | | | ≧0.5 (持続性蛋白尿) |
| GFR 区分 (mL/ 分 / 1.73m²) | G1 | ≧90 | 第 1 期 (腎症前期) | 第 2 期 (早期腎症期) | 第 3 期 (顕性腎症期) |
| | G2 | 60～89 | | | |
| | G3a | 45～59 | | | |
| | G3b | 30～44 | | | |
| | G4 | 15～29 | 第 4 期(腎不全期) | | |
| | G5 | <15 | | | |
| | (透析療法中) | | 第 5 期(透析療法期) | | |

図3 糖尿病性腎症病期分類と CKD 重症度分類との関係

期）, 5 期（透析療法期）とに分けられる. 一方, ①腎障害を示唆する所見（検尿異常, 画像異常, 血液異常, 病理所見など）, または, ② GFR 60 mL/分/1.73 m² 未満が 3 カ月以上持続するものを CKD（慢性腎臓病）と定義する. これに当てはまる場合は, CKD 重症度分類も参考にステージごとに対策を講じる 図3 .

### ■ 糖尿病性腎症以外の腎疾患の存在を示唆する時

なお腎症の診断には他の腎疾患との鑑別が重要である. 以下の場合は腎生検を考慮する.

①糖尿病発症の初期（5 年以内）から顕性蛋白尿を認める（ただし発病時期が特定できない場合もあるため必ずしも当てはまらない）

②腎症の臨床経過に合わない急激な腎機能低下

③突然の大量の蛋白尿

④中等度以上（赤血球 50 個/視野以上）の血尿や活動性を示す尿沈渣を認める

⑤他の細小血管合併症（網膜症, 神経症）を認めない場合

## 糖尿病性腎症診断の実際の例

糖尿病は自覚症状に乏しくある程度進行した状態で見つかることが多いため, 実際の臨床では初診した段階ですでに CKD に至っていることも多い印象である. 糖尿病性腎症も進行すれば尿潜血など尿蛋白以外の所見が出てくることもある上, 末期では急速な腎機能低下やコントロール困難な浮腫がみられるなど, 急速進行性糸球体腎炎やネフローゼ症候群をきたすような他の疾患との鑑別が必要になることもある. 実臨床で出会うようなケースをお示しする. 病理については別項に譲る.

### ■ ［症例 1］糖尿病教育入院後, CKD 教育入院を行い安定している例

80 代男性. X－25 年から血糖高値を指摘されていたが放置. X－5 年頃から口渇あり. X－1 年に肺炎を契機に高血糖（随時血糖 500～600 mg/dL）が見つかり入院. 血圧 170/90 mmHg と高血圧症もあった. 尿潜血（－）, 尿蛋白（2＋）, 尿糖（4＋）, 尿蛋白 0.96 g/gCr, HbA1c 11.0 %, Cr 1.21 mg/dL であった. グルカゴン負荷試験では, 空腹時血糖 124 mg/dL→負荷 6 分後 135 mg/dL で C ペプチド 1.20 ng/mL→1.90 ng/mL と低反応.

当初インスリン強化療法でコントロールを開始したが徐々に内服に切り替えられるようになった. 腹部 CT では軽度の膵萎縮, 両腎の軽度萎縮を認めた.

血糖と血圧の管理を行いつつ X 年に CKD 教育入院を行った際には尿潜血（±）, 尿蛋白（3+）, 尿糖（1+）, 尿蛋白 2.05 g/gCr, 硝子円柱 10～19/全視野, HbA1c 5.9%, Cr 1.54 mg/dL であった. その後安定して通院している.

## ■［症例 2］初診時に腎機能低下が進行していた例

60 代男性. X−15 年頃から健診で高血糖を指摘されていたが放置. X−3 年, 四肢冷感を自覚して近医を受診した際に随時血糖 400 mg/dL, HbA1c 11.3%, 抗 GAD 抗体陽性であったため, 他院で精査入院. 体重は 20 年間で 18 kg 減少しており SDR もみられ, 尿潜血（±）, 尿蛋白（2+）, 尿アルブミン 700.7 mg/gCr, Cr 0.65 mg/dL であった. グルカゴン負荷試験では, 空腹時血糖 161 mg/dL→負荷 6 分後 182 mg/dL で C ペプチド 1.40 ng/mL→2.70 ng/mL であり初期インスリン分泌能は比較的保たれていたが, 24 時間蓄尿における C ペプチド排泄量は 20.0 μg/ 日と低下していた. 強化インスリン療法導入となり, いったん近医フォローとなった. 半年後には HbA1c 6.0% であったが Cr は 0.87 mg/dL となり, さらに半年後（X−2 年）に Cr 1.11 mg/dL, X−1 年に Cr 1.46 mg/dL と増加. X 年に近医より紹介初診時, 血圧 170/80 mmHg, 両側下腿浮腫あり, 尿潜血（2+）, 尿蛋白（4+）, 尿蛋白 7.46 g/gCr, 卵円形脂肪体（+）, 変形赤血球（+）, 硝子円柱 10-19/ 全視野, 蝋様円柱 1-4/ 全視野, 脂肪円柱 1-4/ 全視野, Cr 3.50 mg/dl, Hb 9.4 g/dL, HbA1c 5.1% であった. 網膜症は PDR まで進行しておりレーザー治療後であった. 胸部 X 線写真では胸水・心拡大がみられ, 腹部 CT において腎形態は腎機能に比して保たれていた.

膠原病や血管炎のスクリーニングを行ったがどれも有意ではなく, 糖尿病性腎症と腎硬化症を原疾患とする CKD として治療し Cr 6 mg/dL を超えた 3 カ月後にシャント作成を行い, その 2 週間後には水分管理困難となり透析導入となった.

## ■［症例 3］腎機能低下で腎生検を施行し糖尿病性腎症であった例

30 代女性. 14 歳で 1 型糖尿病を発症, HbA1c 10% 前後とコントロール不良. 尿潜血（最高 2+）や腎機能低下がみられ紹介. 尿潜血（±）, 尿蛋白（2

＋）, 尿蛋白 0.88 g/gCr, 変形赤血球（＋）, Cr 0.76 mg/dL, Hb 10.9 g/dL, HbA1c 10.2%, Alb 3.66 g/dL であった. 腎生検では, 糸球体の 40% が荒廃し間質線維化も高度で, 動脈硬化や糖尿病性変化を強く認めた.

## ■ ［症例4］浮腫増悪で腎生検し糖尿病性腎症であった例

70代男性. X−14年に糖尿病を指摘されたが放置. X−4年に糖尿病治療を開始した際は尿蛋白（1＋）, 尿潜血（−）, Cr 0.81 mg/dL であった. X 年に浮腫が悪化し体重が 10 kg 増加したため腎生検を施行. 尿潜血（±）, 尿蛋白（2＋）, 尿蛋白 0.42 g/gCr, 変形赤血球（−）, Cr 1.36 mg/dL, Hb 8.6 g/dL, HbA1c 6.7%, Alb 3.70 g/dL であった. 腎病理は糖尿病性腎症に典型的な所見で, 糸球体の荒廃は 4%, 動脈硬化病変を認めたが間質障害の程度は軽度であった. その後食事・血圧・血糖の管理を行い浮腫は軽減し腎機能はさほどの増悪をみていない.

## ■ ［症例5］糖尿病性腎症とサルコイドーシスが合併した例

40代男性. 健診をほとんど受けたことがなかったが X−2 年に尿蛋白（2＋）を指摘され近医で加療開始されたが徐々に Cr は上昇し紹介. その際血圧は 200/100 mmHg 程度, 浮腫高度（体重＋20 kg）であった. 血圧と体液管理を行った後に腎生検施行. 尿潜血（2＋）, 尿蛋白（4＋）, 尿蛋白 13.1 g/gCr, 尿 $\beta_2$ ミクログロブリン 23997.5 $\mu$g/L, 尿 NAG 17.1 IU/L, 卵円形脂肪体（＋）, 変形赤血球（−）, 硝子円柱 30-49/ 全視野, 脂肪円柱 1-4/ 全視野, Cr 3.49 mg/dL, Hb 9.7 g/dL, HbA1c 5.7%, Alb 1.93 g/dL であった. 腎生検では, 85%の糸球体が荒廃し, 糖尿病性と思われる変化（結節性病変, メサンギウム基質拡大, 滲出性病変）のほか, 間質において高度な障害（細胞浸潤や萎縮を認めないのはわずか 10%）と多核巨細胞性肉芽腫を認めた. 血中リゾチームと IL-2 レセプター抗体の軽度上昇は認めたが ACE は正常範囲内で, 心・眼・肺病変を認めなかった. 進展した糖尿病性腎症をベースに肉芽腫性間質性腎炎を合併したと考えられ PSL 40 mg/ 日から治療を開始したが著効せず糖尿病や浮腫の管理が困難となったため漸減中止となり, 1 年後に透析導入となった.

## ■ ［症例6］糖尿病性腎症と膜性腎症が合併した例①

70代男性. X−10年から高血圧症, 脂質異常, 糖尿病あり, 近医にて加療. X−3 年には尿蛋白（2＋）. 浮腫が増悪したため紹介受診. 尿潜血（±）, 尿蛋

白（4＋），尿蛋白 11.16 g/gCr，尿 $\beta_2$ ミクログロブリン 14244 $\mu$g/L，尿 NAG 70.1 IU/L，卵円形脂肪体（＋），変形赤血球（−），硝子円柱 5-9/ 全視野，上皮円柱 1-4/ 全視野，Cr 1.11 mg/dL，Hb 16.7 g/dL，HbA1c 6.5%，Alb 2.23 g/dL であった．腎生検を施行したところ高度な糖尿病性腎症と動脈硬化性変化に膜性腎症がオーバーラップした像であり，シクロスポリンで治療を開始した．

■ ［症例 7］糖尿病性腎症と膜性腎症が合併した例②

70 代男性．X−6 年から高血圧症，脂質異常，糖尿病あり，近医にて加療．X−1 年から浮腫あり紹介，糖尿病性網膜症はなく，尿潜血（±），尿蛋白（4＋），尿蛋白 14.2 g/gCr，尿 $\beta_2$ ミクログロブリン 480.4 $\mu$g/L，尿 NAG 95.9 IU/L，卵円形脂肪体（＋），変形赤血球（−），顆粒円柱 5-9/ 全視野，上皮円柱 10-19/ 全視野，Cr 1.31 mg/dL，Hb 13.6 g/dL，HbA1c 6.0%，Alb 1.45 g/dL であった．腎生検を施行し，巣状分節性の糸球体硬化病変を伴った初期の膜性腎症と，初期の糖尿病性腎症の合併と判明．腫瘍検索のため施行した上部消化管内視鏡検査で初期の胃癌が見つかり内視鏡的切除を施行．感染症を繰り返すため免疫抑制剤の使用ができないうちに浮腫管理困難となり，2 年後に透析導入となった．

以上はほんの一例であるが，実際腎生検の適応や治療法の選択には苦慮する例は多く，症例ごとに検討する必要がある．

##  病理診断

**POINT▶**

- 糖尿病性腎症の病理所見は多彩だが，病期に特徴的な所見・予後と関連する所見が明らかとなってきた．
- より積極的な腎生検による病変の評価が予後予測や治療法の選択につながる．

糖尿病性腎症の診断は臨床的になされる場合が多い．典型的な糖尿病性腎症

の経過は，発症後に高血糖による曝露期間が長期にわたるとアルブミン尿の増加を呈する．徐々に増加し，30 mg/gCr を超えると早期腎症と認知される．さらに進行し，300 mg/gCr を超えると顕性腎症期に入り，腎機能の悪化を認め，ネフローゼ症候群を呈することも多い．しかし，このような典型例以外にも，微量アルブミン尿や蛋白尿の増加を認めず腎機能が低下する症例を認め，特に 2 型糖尿病の経過は臨床的な幅が広い．微量アルブミン尿は糖尿病性腎症の進行を予見する優れたバイオマーカーであるが，腎にはすでに機能的・構造的な変化が生じていると考えられ，早期腎症を診断する新たなバイオマーカーが求められている[6]．

## 糖尿病性腎症による腎の変化

糖尿病性腎症による腎の構造上の変化と罹病期間の関連は，1 型糖尿病（T1D）で主に報告されている．T1D と診断後 1.5～2 年ですでに糸球体基底膜（GBM），尿細管の基底膜肥厚が始まる．さらに，endothelial fenestration の喪失，足突起の癒合，メサンギウム基質の拡大を認める．細動脈には硝子様硬化が出現し，糸球体門部の小血管増生を認める．5～7 年で主にメサンギウム基質拡大によるメサンギウム体積の増加が認められる．その後，進行に伴い，メサンギウム融解と結節性病変，微小血管瘤を呈する．PAS 染色陽性の染み込み病変は血漿蛋白質の内皮下への滲出の結果生じ，細動脈分岐部，糸球体係蹄，微小血管瘤部に認められる．同様に上皮下への染み込み病変はボウマン嚢（capsular drop）や近位尿細管にも認めることがある．最終的には，尿細管萎縮・間質線維化，分節性・全節性糸球体硬化を生じる[7]． **図4** に糖尿病性腎症の組織像例を示す．

糖尿病性腎症の進展と腎病理所見，臨床所見は関連すると考えられる．近年の腎病理所見の詳細な検討より糖尿病性腎症の進展とその病理学的特徴が明らかになってきた[6, 8]．糖尿病初期には過剰濾過により糸球体は肥大し，GFRは増加する．その後に GFR の低下や微量アルブミン尿の出現はないものの，GBM の肥厚と局所的なメサンギウム硬化はすでに始まると考えられる．微量アルブミン尿を呈する頃には，GBM の肥厚，メサンギウム硬化はより強く広範囲に認めるようになる．顕性腎症期には，メサンギウムの病変は進行しびまん性に認めるようになり，メサンギウム融解，結節性病変，微小血管瘤を呈

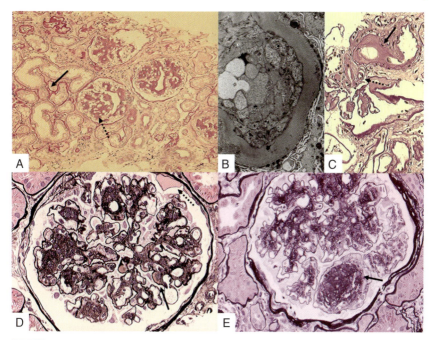

**図4** 糖尿病性腎症の病理像
A：尿細管基底膜の肥厚（実線矢印），メサンギウム領域の拡大（破線矢印）．B：糸球体基底膜の肥厚．C：細動脈硝子様硬化（実線矢印），糸球体門部小血管増生（破線矢印）．D：係蹄壁滲出性病変，基底膜二重化（実線矢印），Capsular drop（破線矢印）．E：結節性病変，微小血管瘤（実線矢印）．

し，尿細管間質線維化の進行とともに腎機能が低下する 図5 ．これら変化は，T1D に比し 2 型糖尿病（T2D）ではより多彩であり，臨床経過や所見と一致しないことも多い．この理由として，T2D は T1D と異なり，発症時期が不明瞭なことが多く高血糖への曝露期間が診断前に長期に存在することがある，患者がより高齢である，高血圧，脂質異常症，肥満，喫煙といった動脈硬化を進行させるその他の病態の存在，すでにレニン・アンジオテンシン（RA）系阻害薬を服用している患者が多いことなどが考えられる[7]．

## 病態生理

糖尿病性腎症の発症・進行に関する病態生理の一連の経路を 図6 に示す[7]．これら因子が，糖尿病性腎症に特徴的な腎病変を形成するため，糖尿病性腎症

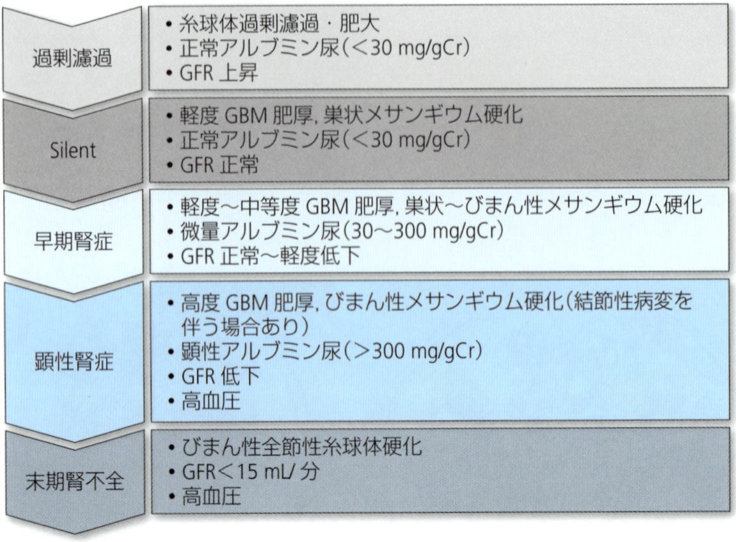

| 過剰濾過 | • 糸球体過剰濾過・肥大<br>• 正常アルブミン尿（＜30 mg/gCr）<br>• GFR 上昇 |
| Silent | • 軽度 GBM 肥厚，巣状メサンギウム硬化<br>• 正常アルブミン尿（＜30 mg/gCr）<br>• GFR 正常 |
| 早期腎症 | • 軽度〜中等度 GBM 肥厚，巣状〜びまん性メサンギウム硬化<br>• 微量アルブミン尿（30〜300 mg/gCr）<br>• GFR 正常〜軽度低下 |
| 顕性腎症 | • 高度 GBM 肥厚，びまん性メサンギウム硬化（結節性病変を伴う場合あり）<br>• 顕性アルブミン尿（＞300 mg/gCr）<br>• GFR 低下<br>• 高血圧 |
| 末期腎不全 | • びまん性全節性糸球体硬化<br>• GFR＜15 mL/分<br>• 高血圧 |

**図5 糖尿病性腎症の進展**

糖尿病初期には過剰濾過により糸球体は肥大し GFR は増加．その後に臨床的な所見は認めないが糸球体の構造変化はすでに生じている（GBM の肥厚と局所的なメサンギウム硬化など）．早期腎症では GBM の肥厚，メサンギウム硬化はより強く広範囲に認める．メサンギウム融解，結節性病変，微小血管瘤を呈し，尿細管間質線維化の進行とともに腎機能が低下する．
（日臨内科医会誌．2001; 16: 167-95 より一部改変・引用）[2]

の新規バイオマーカー開発には，病理所見の検討と共に病態生理の解明が不可欠である．

　糖尿病の初期には，糸球体過剰濾過が生じる．この機序としては，高血糖により近位尿細管でのナトリウム・グルコース共役輸送体の発現上昇により，NaCl およびグルコースの再吸収の増加し，ヘンレ上行脚でのマクラデンサ細胞に到達する Cl イオンが減少することにより尿細管糸球体フィードバックを介した輸入細動脈の拡張が起こること，また，糸球体局所でのアンジオテンシンⅡ産生の亢進により輸出細動脈は収縮し，糸球体内圧は上昇し過剰濾過につながると考えられる[9, 10]．

　高血糖は直接メサンギウム基質の増生や基質蛋白質の糖化を介してメサンギウム拡大とメサンギウム細胞のアポトーシスに関連する．また，高血糖の持続は血漿蛋白質や組織蛋白質の糖化を非酵素的に誘導し，非可逆的となったもの

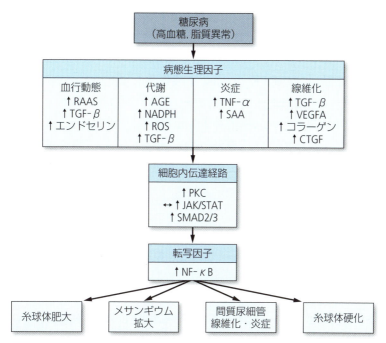

**図6** 糖尿病性腎症の病態

高血糖によりRA系の活性化，AGEの産生，酸化ストレスの増加，VEGF，TGF-β，TNF-αといったサイトカインが増加し，糖尿病性腎症における局所の血行動態の異常，代謝異常，炎症，線維化が引き起こされ，糖尿病性腎症の特徴的な組織所見につながる．JAK/STATシグナルは早期糖尿病性腎症では変化しない（↔）または上昇（↑）．

AGE: advanced glycation end product, CTGF: connective tissue growth factor, JAK/STAT: Janus kinase/signal transducer and activator of transcription, PKC: protein kinase C, RAAS: renin-angiotensin-aldosterone system, ROS: reactive oxygen species, SAA: serum amyloid A, VEGF-A: vascular endothelial growth factor A
(Said SM, et al. Kidney Int. 2016; 90: 24-6 より一部改変・引用)[6]

は終末糖化産物（AGE）と総称される．糖尿病，特に腎機能障害と認める糖尿病性腎症患者では血液中および尿中のAGEは増加している．AGEの腎組織での蓄積により，一部はコラーゲンと結合し，糖尿病性腎症の病変形成に関連する．サイトカインの産生・活性の増加は糖尿病性腎症の病態の進展に大きく関与する．高血糖によりvascular endothelial growth factor（VEGF），transforming growth factor-beta（TGF-β），tumor necrosis factor-alpha

（TNF-α）などのサイトカイン発現が亢進することが知られており，糸球体の血行動態，代謝，炎症，基質の増生，線維化に関与する 図6 ．また，高血糖による 1,2-dynacylglycerol（DAG）の増加は protein kinase C（PKC）の活性化を促し，NADPH oxidase を活性化し reactive oxygen species（ROS），すなわち酸化ストレスの増加を生じる[11]．これら刺激は，腎の細胞において細胞内シグナル伝達経路の活性化（PKC，JAK-STAT，SMAD2/3）を介し，NF-κB が核内移行し活性化され，サイトカイン，接着分子，細胞外基質の産生増加を生じ，糖尿病性腎症の病態が形成される．

## 腎生検の適応

　糖尿病性腎症は蛋白尿と腎機能低下を特徴とするが，時に顕微鏡的血尿を呈することが知られている．背景に合併する非糖尿病性腎疾患（主に IgA 腎症）によることもあるが，糖尿病性腎症単独でも生じうる．糖尿病性腎症の診断には，糖尿病の罹病期間が少なくとも 5 年以上あり，アルブミン尿，蛋白尿を認めることが必要である．基本的には，糖尿病患者に対する腎生検は背景にある非糖尿病性腎疾患を疑う場合に適応とされる場合が多い 表3 ．

　通常糖尿病性腎症の発症は 5 年以上の糖尿病罹病期間が必要であり，顕性腎症へは 10～15 年の経過で進行する．そのため，5 年以下の糖尿病罹病期間にて蛋白尿や腎機能低下を認める時は腎生検が適応となる．しかし，T2D では罹病期間がはっきりしないことも多い．糖尿病性腎症では年単位で蛋白尿の増加，腎機能が悪化するため，急激な蛋白尿の増加や腎機能の低下を認める場合は腎生検の適応となる．前述のように，糖尿病性腎症でも血尿を呈することがある．しかし，高度の血尿や赤血球円柱，顆粒円柱などを呈する場合は腎炎

表3　糖尿病患者の腎生検の適応

・糖尿病の罹病期間が短い
・急性の臨床経過（蛋白尿の急激な増加，腎機能の急激な悪化）
・赤血球円柱，高度の血尿，顆粒円柱といった腎炎を疑う尿所見
・糖尿病性網膜症を認めない
・腎疾患を起こしうる全身疾患の合併
・RA 系阻害薬を導入後 2～3 カ月で 30%以上の腎機能低下
・腎肥大を認めない

を疑い腎生検を行う．糖尿病性網膜症を認めない場合も腎生検が考慮されるが，特に T2D では網膜症がなくても腎症が存在する場合があることを認識しておく必要がある．その他，画像上腎肥大を認めない場合，腎疾患を生じうる全身疾患を認める場合，RA 系阻害薬を導入後 2〜3 カ月で 30％以上の腎機能低下を認めるなど，臨床的に糖尿病性腎症の経過として非典型的な場合は腎生検の適応となる．

　糖尿病性腎症の病変評価のための腎生検は，患者毎にリスク・ベネフィットを勘案し行うべきである．わが国を中心とする詳細な糖尿病性腎症の腎病理の検討により，予後と関連する病理所見が明らかになりつつある[8]．より積極的な腎生検による病変の評価が，予後予測や治療法の選択につながることが期待される．

## 結節性病変の鑑別

　結節性病変は糖尿病性腎症に特徴的であるが，同様の結節性病変を呈する疾患の鑑別が必要である．**表4** に糖尿病性腎症以外に結節性病変を呈する疾患を挙げる．背景疾患の探索，家族歴や生活歴の詳細な聴取が鑑別に重要である．

### ■ おわりに

　糖尿病性腎症の病理所見は多彩であるが，病期に特徴的な病変が明らかになりつつある．糖尿病性腎症の病因・病態生理の解明が進み，病変形成機序が明らかになることで，新たなバイオマーカーの開発や治療ターゲット分子の同定が期待される．また，糖尿病性腎症の腎生検所見を丁寧に解析し，臨床所見，

**表4** 糖尿病性腎症以外に結節性病変を呈する疾患

- パラプロテイン血症関連腎症〔アミロイドーシス，単クローン性免疫グロブリン沈着症（MIDD），線維性糸球体腎炎，イムノタクトイド糸球体症など〕
- 基質化沈着物を認める腎症（フィブロネクチン腎症，Ⅲ型コラーゲン糸球体症など）
- 慢性虚血や低酸素をきたす疾患（チアノーゼを呈する先天性心疾患，腎動脈狭窄を呈した高安動脈炎，囊胞線維症など）
- Ⅰ型 MPGN
- 特発性結節性糸球体硬化症（長期の高血圧，喫煙，メタボリック症候群と関連）

予後，バイオマーカー候補と比較検討することで，個々の患者の予後予測など臨床に直結する重要な発見のみならず，病変形成機序の解明に繋がる基礎研究の発展も見込まれる．

## 臨床的バイオマーカー

**POINT▶**

- 尿中アルブミンや尿中 L-FABP などのバイオマーカーが日常臨床で使用可能である．
- 糖尿病性腎症に感度ならびに特異性が高く，治療介入により病態を改善可能な早期から検出されるバイオマーカーが理想的である．

全世界で糖尿病は増え続けており，世界中で約3億8,700万人が罹患し，罹患率は8.3％を超え，さらに増加し続けている．特に日本が含まれる「西太平洋地域」は，世界で最も糖尿病人口が多い地域である．糖尿病性腎症による透析導入も依然増加しており，本邦で約45％を占める．糖尿病に対する新たな薬剤の登場を背景に，糖尿病性腎症進展予防に向けた取り組みがますます重要となってきている．このような背景から，早期診断，特異的診断，予後予測，治療反応性の評価，それぞれのフェーズで，既報の糖尿病性腎症のバイオマーカーに加え，新規バイオマーカーの開発が強く求められてきている．

2014年に従来の糖尿病性腎症の病期分類に CKD の GFR のステージを加味した新たな病期分類が提唱され[12]，糖尿病性腎症の臨床・臨床研究推進に大きな貢献となっている．一方，平成21年からスタートした厚生労働科学研究「糖尿病性腎症の病態解明と新規治療法確立のための評価法の開発に関する研究」（和田隆志班長）は，現在平成24年からの研究課題，平成27年からの研究課題へと引き継がれている．この中で探索的バイオマーカー研究も継続しており，新病期分類の各ステージと病理所見・バイオマーカーを統合した診断法の開発が精力的に進行している．

## バイオマーカー

バイオマーカーとは「通常の生物学的過程，病理学的過程，もしくは治療的介入に対する薬理学的応答の指標として，客観的に測定され評価される特性」と定義されており，広義には日常診療で用いられるバイタルサインや，生化学検査，血液検査，尿検査，腫瘍マーカーなどの各種臨床検査値や画像診断データなどが含まれる．またゲノム解析やプロテオーム解析が進んできたことによって，DNAやRNA，生体蛋白などに関連した様々なバイオマーカーが見出されている．バイオマーカーの役割は，①疾患の危険度の評価，②早期の非侵襲的なスクリーニングと診断，③疾患の層別，④予後予測および治療介入に対する反応性評価とされている．

糖尿病性腎症を含むCKDは，①末期腎不全の予備軍，②心血管病のリスクの問題点がある．したがって，CKDの治療および管理目的は上記2つのエンドポイントに達しないということである．しかしながら，ある程度進行したCKDに関しては，大きく経過を変えることは不可能である．そのため，治療介入によって可逆性である早期の段階での見極めが重要である．早期の段階で予後を見極め，適切な介入によって，疾患を進行させないようにするのが理想的であり，その見極めに有用なバイオマーカーが発見できれば，患者にとって福音となる．

## 腎障害の理想的なバイオマーカーは？ 表5

腎疾患の診断は，血清クレアチニン，尿素窒素，一般的尿検査ならびに画像による形態評価などから，日常診療上は行われているが，正確性の観点からは不十分である．一方，腎生検は，診断に関してはゴールドスタンダードではあるが，侵襲的であり施行可能な症例は限定的である．糖尿病性腎症における理

**表5** 糖尿病性腎症における理想的なバイオマーカー

・腎予後や心血管イベントの予測因子としての感度が高い．
・糖尿病性腎症に特異性が高い．
・治療介入により病態を改善可能な疾患早期から検出される．
・侵襲度が低い．
・簡便に測定でき廉価である．

想的なバイオマーカーとは，腎障害が不可逆的な状況に陥る前に，さらにはアルブミン尿が検出される前に，簡便かつ廉価で検出されるものであるが，現時点でこれを完全に満たすものはない．さらに糖尿病は古典的にも心血管病の強い危険因子であり，腎予後のみならず心血管病についてのバイオマーカーとしても利用可能であればより理想的となる．これまでにも糖尿病性腎症としての

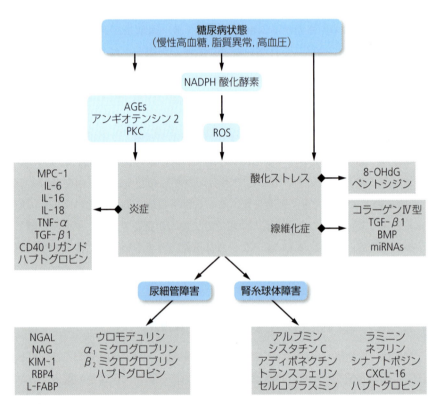

**図7** 糖尿病性腎症の各種病態に対応する有望なバイオマーカー

AGEs: advanced glycation end-products, BMP: bone morphogenetic protein, CXCL-16: chemokine(C-X-C motif) ligand 16, IL-6: interleukin 6, IL-16: interleukin 16, IL-18: interleukin 18, KIM-1: kidney injury molecule-1, L-FABP: liver type fatty acid binding protein, MPC-1: monocyte chemoattractant protein-1, miRNAs: microRNAs, NAG: N-acetylo-b-D-glucosaminidase, NGAL: neutrophil gelatinase-associated lipocalin, NADPH: nicotinamide adenine dinucleotide phosphate(reduced), 8-OHdG: 8-hydroxy-deoxy guanosine, PKC: protein kinase C, RBP4: retinol binding protein 4, ROS: reactive oxygen species, TGF-$\beta$1: transforming growth factor beta 1, TNF-$\alpha$: tumor necrosis factor $\alpha$
(Żyłka A, et al. Folia Med Cracov. 2015; 55: 21-33)[13]

**表6** 糖尿病性腎症の発症と進行に関する様々なマーカーの特徴の要約

| マーカー | | サンプル | 特徴 |
|---|---|---|---|
| **糸球体障害マーカー** | | | |
| アルブミン | | 尿 | 微量アルブミン尿の病期内の尿中アルブミン値は，末期腎不全の予測になる．<br>ばらつきが大きく糖尿病性腎症の特異度が低い．自然退縮，微量アルブミン尿期内の$\Delta$AER$\neq$$\Delta$GFR |
| IV型コラーゲン | | 尿 | 糖尿病性腎症早期からみられる．組織変化に一致する |
| セルロプラスミン | | 尿 | アルブミン尿出現前から尿中排泄が増える |
| GFR | | | 腎機能の最良の指標．正常高値内のGFRを推測する正確な方法はまだない． |
| **尿細管障害マーカー** | | | |
| NGAL | | 尿 | 尿中アルブミン排泄が出現する以前から尿中への排泄が増加する． |
| $\alpha_1$-MG | | 尿 | 比較的廉価で測定可能． |
| KIM-1 | | 尿 | 糖尿病性腎症早期の病態である糸球体過剰濾過においても尿中排泄が増加する． |
| L-FABP | | 尿 | 測定が保険収載されており，一般臨床現場でも評価可能．正常アルブミン尿の糖尿病患者で尿中排泄量が増える． |
| アンジオテンシノーゲン | | 尿 | 正常アルブミン尿の糖尿病患者で尿中排泄量が増える． |
| シスタチンC | | 尿 | 筋肉量，年齢ならびに性別の影響を受けず，早期腎機能障害のマーカーとして，実臨床で利用される． |
| NAG | | 尿 | 腎疾患の鑑別に日常臨床においても頻用される． |
| **炎症性マーカー** | | | |
| 炎症性サイトカイン | IL-6 | 血液・尿 | 糖尿病性腎症発症前あるいは早期から，血清レベルならびに尿中排泄が増加する． |
| | IL-8 | 血液・尿 | |
| | IL-18 | 血液・尿 | |
| | IP-10 | 血液・尿 | |
| | TNF-$\alpha$ | 血液・尿 | |
| | TNF-$\alpha$受容体 | 血液 | |
| 成長因子 | TGF-$\alpha$ | 尿 | 治療により尿中排泄が減少する． |
| | CTGF | 血液・尿 | 尿中アルブミン排泄ならびにGFRと関連がある．末期腎不全あるいは死亡との関連． |
| 接着分子 | ICAM-1 | 血液 | 尿中アルブミン排泄あるいは微量アルブミン尿発生と関連している． |
| | VCAM-1 | 血液 | |
| Fetuin-A | | 血液・尿 | アルブミン尿とGFR低下に関連． |
| 可溶型CD40リガンド | | 血液・尿 | 糖尿病性腎症発症前に上昇する． |
| ヒト$\alpha_1$酸性糖蛋白質 | | 尿 | 糖尿病患者の正常アルブミン尿期から尿中排泄量が増加する． |
| **酸化ストレスマーカー** | | | |
| 8-OHdG | | 尿 | 糖尿病性腎症の進行と関連． |
| ペントシジン | | 血液 | 微小血管病変と関連． |
| 尿酸 | | 血液 | 治療ターゲットになりうる．尿酸値を対象とした腎疾患転帰介入試験が依然必要． |

(稲熊大城, 他. 日腎会誌. 2017; 59: 65-73)[14]

バイオマーカーは，尿中あるいは血清を含めて，いくつか報告され検証されてきたので，以下に詳細を記す 図7 [13] 表6 [14]．示したバイオマーカーの多くは，正常アルブミン尿の病期から出現し，以後の蛋白尿や腎機能低下を予測することに役立つ．しかしながら，現時点でリアルワールドにおける臨床において，活用できるものは極めて少なく，まだまだ研究の段階であることは否めない．今後は，バイオマーカーとして優れたものであることに加え，通常の臨床に浸透しうるマーカーの登場に期待したい．

## 尿中バイオマーカー

### ■ 尿中アルブミン

　糖尿病性腎症早期においては，vascular endothelial growth factor-A（VEGF-A）により糸球体血管内皮細胞の増殖が促進され，その結果毛細管の拡張とさらには糸球体肥大につながる．また，糸球体上皮細胞障害が発生し，最終的には糸球体硬化へと進展していく．同様に，高血糖，AGE，低酸素，炎症ならびに酸化ストレスが，尿細管障害を引き起こすことが報告されている．最近報告された本邦の CKD コホート（CKD-Japan Cohort: CKD-JAC）は，腎専門医による日常臨床診療下にある患者の腎予後ならびに心血管病イベント発生を主に検討した研究である．3,000 例弱の症例が登録され，うち糖尿病合併は約 38％に認めた．本研究の主要評価項目である腎イベント（腎代替療法開始あるいはベースラインの eGFR 半減）に尿中アルブミン排泄が強く関連し，尿中アルブミン排泄量が 1 g/gCr 以上の症例では年間 eGFR 低下速度が，$-4.56$ mL/ 分 /1.73 m$^2$ と 0.3 g/gCr 未満の症例に比して，約 8 倍の速度を示し，腎機能低下速度を反映する結果であった 図8 [15]．

　生理的な条件下で，糸球体から濾過されたアルブミンは尿細管で再吸収されるため，尿中には 20 mg/gCr 以下しか検出されない．糖尿病性腎症早期では，上記のように糸球体障害に加え，尿細管障害を反映し尿中アルブミン排泄量が増加していることで，従来バイオマーカーのゴールドスタンダードとして臨床的に頻用されてきた．さらに，アルブミン尿は心血管病のマーカーとしても知られてる．アルブミン尿の定義は，正常アルブミン尿 30 mg/ 日未満，微量アルブミン尿 30〜299 mg/ 日，顕性アルブミン尿 300 mg/ 日以上とされているが，最近では微量アルブミン尿ならびに顕性蛋白尿という区別は用いら

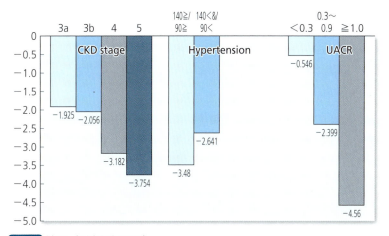

**図8** 結果（副次評価項目）
eGFR の低下速度：年間 eGFR 低下速度は CKD ステージが重症であるほど，また UACR 高値ほど有意に大きかった．特に UACR 高値群は＜300 mg/gCr 群に比べ 8 倍の速度で eGFR が低下した．
(Inaguma D, et al. Clin Exp Nephrol. 2017; 21: 446-56)[15]

れなくなりつつある．20〜40％ の 2 型糖尿病患者は，診断から 10〜15 年以内に微量アルブミン尿を認め，さらに 20〜40％ の患者が 15〜20 年以内に顕性蛋白尿期に移行する．アルブミン尿は，糖尿病性腎症の早期のマーカーであり，腎症進行の予測因子である．また，治療反応性の良い指標にもなっている．日本腎臓学会「エビデンスに基づく CKD 診療ガイドライン 2013」には，早期糖尿病性腎症の診断に，アルブミン尿の測定は必須である．となっていて，実臨床における簡便性と有用性が認識されている．多くの観察研究において，尿中アルブミン排泄と GFR の低下に関連を見出されている．1980 年代前半においては，尿中微量アルブミン排泄を認める糖尿病患者の 60〜80％ が，6〜14 年の経過で顕性蛋白尿を認めていたが，最近の研究では，21〜64％の患者において寛解が得られるとしている．したがって，現代の多くの糖尿病性腎症患者に対して，尿中アルブミンは予後予測に使用できないとしている．その一因として，糖尿病患者に積極的にレニン・アンジオテンシン系阻害薬を使用機会が多くなったことが挙げられる．2 型糖尿病の微量アルブミン尿患者は，正常アルブミン期の患者に比べて 42％の顕性蛋白尿期への進行のリスクを有する．また，RENNAL 研究においては，ベースラインのアルブミ

ン尿が最も強い末期腎不全移行の危険因子であり，6カ月後のアルブミン尿の減少が腎症進展のリスク軽減によく関連していた．本邦からも，和田らは，GFR 60 mL/分/1.73 m$^2$ 以上の腎機能でも，アルブミン尿を認めた症例において，正常アルブミン尿の症例に比べて，13.6倍腎イベント（腎代替療法あるいはGFR半減）のリスクがあったと報告している．

　一方，腎機能障害を有する2型糖尿病患者の約30％の症例でアルブミン尿を認めなかったとする報告やアルブミン尿のない2型糖尿病患者で腎生検にて進行性の糸球体硬化症を認めたとする報告などアルブミン尿と腎機能低下が必ずしも相関しないケースもある．このため，予後予測・治療反応性に関してアルブミン尿を超えるマーカーの開発が求められている．

## ■ 尿細管障害性バイオマーカー

### 尿中 neutrophil gelatinase-associated lipocalin（NGAL）

　NGALは，障害された尿細管細胞から尿中へリリースされる25-kDaの小分子蛋白質であり，急性腎障害時におけるバイオマーカーとして研究されてきた．糖尿病性腎症においては，尿中アルブミン排泄が出現する以前から尿中への排泄が増加し，後述する kidney injury molecule-1（KIM-1）と同時に尿中排泄が増加している症例では，進行性の病態を表現しているとの報告がある．CRIC研究において，CKDステージG2-G4の患者で，尿中NGALの増加と心血管イベント発症との関連を示している．しかしながら，患者間におけるバリエーションが大きいので，尿中NGALを尿中クレアチニンで除した値が，より病態ならびに予後を反映しているとの報告がある．

### 尿中 α$_1$-microglobulin（α$_1$-MG）

　α$_1$-MGは，糸球体で濾過されて近位尿細管で再吸収され代謝を受ける．したがって，尿細管障害で尿中排泄量が増加する．正常アルブミン尿の糖尿病患者を対象としたいくつかの報告があり，早期腎症のバイオマーカーの一つと考えられる[7, 8]．本バイオマーカーは比較的廉価で測定可能という特徴がある．

### 尿中 kidney injury molecule-1（KIM-1）

　KIM-1は，近医尿細管細胞に局在する膜蛋白質であり，尿細管障害で尿中排泄が増加し，近年急性腎障害のバイオマーカーとして研究されてきた．尿中KIM-1排泄の増加とGFR低下との関連ならびに糖尿病性腎症早期の病態である糸球体過剰濾過においても尿中排泄が増加することが報告されている．最

近，糖尿病患者を対象とした 3 年半のフォローアップにおいて，尿中 KIM-1 がアルブミン尿の増加ならびに GFR の低下と関連していたが，ヘモグロビン A1c とは関連しなかったという興味深い成績がある．しかしながら，バイオマーカーとして，糖尿病性腎症については急性腎障害に比べてまだ十分なエビデンスがない．

## 尿中 L-type fatty acid binding protein（L-FABP）

L-FABP は，近医尿細管細胞質内に存在するキャリア蛋白質で，尿細管障害と同時に急性腎障害のバイオマーカーとして利用される．また慢性腎臓病における末期腎不全への進行と心血管病の予測因子にもなり得る．本邦において，L-FABP の測定が保険収載されており，一般臨床現場でも評価可能である特徴を有する．上記バイオマーカーと同様，正常アルブミン尿の糖尿病患者で尿中排泄量が増えることが知られ，また糖尿病性腎症の進行との関連が報告されている．1 型糖尿病を対象とした前向き研究で，他のバイオマーカーとは独立してアルブミン尿の進展のリスクであることが示された．本邦からの報告で，正常アルブミン尿を呈する 2 型糖尿病患者で，尿中 L-FABP の増加が，ヘモグロビン A1c ならびに収縮期血圧と関連しているという興味深い報告もある．

## 尿中アンジオテンシノーゲン

尿中アンジオテンシノーゲンは，腎臓局所におけるレニン・アンジオテンシン系の亢進を反映し，正常アルブミン尿の糖尿病患者で尿中排泄量が増えることが報告されている．

## 尿中 cystatin C（Cys C）

Cys C は低分子蛋白質の一種で，体中の全ての有核細胞で産生される．糸球体を濾過された後，尿細管で再吸収される．尿中 Cys C は早期腎症のバイオマーカーであると同時に腎機能低下と関連があるという報告がある．血清 Cys C は，筋肉量，年齢ならびに性別の影響を受けず，早期腎機能障害のマーカーとして，実臨床で利用されている．

## 尿中 N-acetyl-glucosaminidase（NAG）

NAG は近位尿細管に存在する酵素であり，尿細管障害において確立されたバイオマーカーである．腎疾患の鑑別に日常臨床においても頻用される．The Diabetes Control and Complications Trial（DCCT）の対象症例である 1

型糖尿病において，ベースラインの尿中NAG上昇が，9年間の観察期間における，アルブミン尿出現の独立した危険因子であることが示されている．

### 尿中ウロモデュリン

ウロモデュリンはTamm-Horsfall蛋白質であり，主としてヘンレループの上行脚ならびに遠位尿細管で産生される．CKDの早期で尿中ウロモデュリンの低下は，進行性の腎障害の指標になるが，まだデータの集積が必要である．

## ■ 糸球体障害バイオマーカー

### 尿中IV型コラーゲン

IV型コラーゲンは糸球体基底膜ならびにメサンギウム基質の構成成分である．尿中IV型コラーゲン排泄の増加は，糖尿病性腎症早期からみられることに加え，糸球体の構造的変化を反映しており，組織変化に一致する．尿中コラーゲン排泄は糖尿病性腎症に比較的特異性が高いとされ，他の腎疾患との鑑別にも利用される．

### 尿中セルロプラスミン

セルロプラスミンは銅輸送に用いられる血清蛋白質である．セルロプラスミンは陰性荷電しているため，通常は糸球体から濾過されないことから糸球体障害のバイオマーカーとして位置づけられる．糖尿病患者において，アルブミン尿出現前から尿中排泄が増えるとする報告がある．

### その他

尿中トランスフェリン，尿中IgG，尿中ラミニン，尿中グリコサミノグリカン，尿中lipocalin-type prostaglandin-D synthaseなどが糖尿病性腎症の早期バイオマーカーとしての可能性がある．

## 血清・尿中の炎症性バイオマーカー

## ■ 炎症性サイトカイン

種々の因子が，糖尿病性腎症の進展に関与していることが示されてきた．慢性炎症はその一つであり，各種炎症性サイトカインが糖尿病性腎症のバイオマーカーになり得る．血清interleukin-6（IL-6）は，尿中アルブミン排泄の増加に従って上昇する報告や，1型糖尿病患者においてベースラインの尿中IL-6，IL-8，monocyte chemoattractant protein 1（MCP-1）ならびにinterferon-inducible protein（IP-10）は，早期に進行する腎障害をきたし

た患者で排泄が亢進していたとする報告がある.

血清 IL-18 は，主としてマクロファージから産生され，T 細胞や NK 細胞を刺激して，IFN-γ 産生を刺激する．糖尿病性腎症早期より上昇し，心血管死亡と関連しているとの報告がある.

血清ならびに尿中 tumor necrosis factor-α（TNF-α）は，糖尿病性腎症早期より上昇する報告がある一方，血清 TNF-α 受容体がより腎症の病態を反映しているとする報告がある.

### ■ 成長因子

transforming growth factor-β（TGF-β）は，細胞の増殖・分化を制御し，生体の恒常性を維持する重要なサイトカインの一つである．尿中 TGF-β は，糖尿病性腎症患者で排泄が増加している．最近の研究で，2 型糖尿病患者に対して，アンジオテンシン変換酵素阻害薬あるいはビタミン D の使用により尿中 TGF-β が減少したと報告されている.

connective tissue growth factor（CTGF）は，TGF-β 同様に生体で重要な役割を果たしている成長因子である．尿中 CTGF は尿中アルブミン排泄と強い関連がある．1 型糖尿病患者において，尿中 CTGF は尿中アルブミン排泄ならびに GFR と関連を認めたとする報告がある．一方，血清 CTGF レベルは 1 型糖尿病患者における末期腎不全あるいは死亡率に関連していると報告されている.

### ■ 接着分子

血清 inter cellular adhesion molecules-1（ICAM-1）上昇が，尿中アルブミン排泄あるいは微量アルブミン尿発生と関連しているとする報告がある．その他血清 vascular cell adhesion protein-1（VCAM-1）ならびにセレクチンが糖尿病性腎症の病態と関連があるとの報告がある一方，相対するデータもあり評価は定まっていない.

### ■ その他

fetuin-A は肝臓から分泌される血管石灰化抑制因子で，腎機能障害の進行に伴い血清レベルが低下する．Inoue らはレクチンマイクロアレイによって，2 型糖尿病患者の尿中サンプルより，fetuin-A がミクロアルブミン尿と GFR 低下のマーカーになることを報告している.

CD40 リガンドは，B 細胞，抗原呈示細胞ならびに血管内皮細胞上に発現

するCD40に対するリガンドで，なかでも可溶性CD40リガンドは，血小板が活性化される際に放出されるため，急性冠症候群のマーカーとされる．血清可溶性CD40リガンドが腎症発症前に上昇する報告がある．

急性期反応物質の一つとされるヒト$\alpha_1$酸性糖蛋白質（オロソムコイド，orosomucoid）は，ネフローゼ症候群では尿中へ大量に排泄される．糖尿病患者の正常アルブミン尿期から尿中排泄量が増加することが示されている．

## 血清・尿中の酸化ストレスバイオマーカー

1型および2型糖尿病において，血清reactive oxygen species（酸化LDLなど）の上昇と抗酸化物質（superoxide dismutase，抗酸化ビタミン，ビリルビンなど）の低下が示されている．尿中8-oxo-7,8-dihydro-2'-deoxyguanosine（8-OHdG）が酸化ストレスマーカーとして，しばしば測定されている．尿中8-OHdG排泄が多い患者で，糖尿病性腎症の進行がみられたとする報告はあるが，関連を見出せないとするデータもあり評価は定まっていない．また，酸化ストレスの血清マーカーであるペントシジンは2型糖尿病における微小血管病変の独立したマーカーであるとする報告がある．尿酸は酸化ストレスの上昇，レニン・アンジオテンシン系を亢進させることで，糖尿病合併症を進行させることから，病態ならびに治療ターゲットにもなり得るマーカーである．

## ◆ 基礎的バイオマーカー

**POINT▶**

- 糖尿病性腎症の発症予防や進展阻止を実現する新規バイオマーカーの開発が期待されている．
- オミックス科学を基盤とした新規バイオマーカー開発が盛んに行われている．
- 人工知能の普及を前提とした新しい診療システムの実現に向けた計画作りが急務である．

前述の通り，現行の腎疾患診療における臨床的診断のゴールデンスタンダードは，尿中アルブミン排泄量と推算糸球体濾過量（eGFR）である．これらに，L-FABP や N-GAL などの最近保険収載された腎障害評価用バイオマーカーなどが補完的に利用され，診療の高度化が図られている．糖尿病性腎症については，その社会的・経済的インパクトの大きさから，発症予防や進展阻止が最重要視されており，早期診断および長期予後予測のための新規バイオマーカーの開発が精力的に行われている．

本項ではバイオマーカー候補分子の探索法として最近主流になっているオミックス科学（omics science）について解説するとともに，今後の実用化が期待される糖尿病性腎症の新しいバイオマーカー候補分子について概説する．

## バイオマーカー探索技術の進歩

糖尿病性腎症のように長期間にわたって多数の因子が複雑な相互作用を経て病態が進展する疾患では，病態形成機序を解明したり，臨床的に有用な切れ味の良いバイオマーカーを探し当てたりするためには膨大な検索作業と検証作業が必要になる．これらの作業に対して，生命科学分野における古くからの王道のアプローチは既存知識からの洞察によって反復的に仮説を検証して分子機構を探索する「仮説検証型アプローチ」である．しかし，この方法では生命現象が複雑過ぎるゆえに現実的な時間と予算の中で目標に到達できないことも多かった．そこで，近年の分析技術や情報解析技術の目覚ましい進歩と低価格化に後押しされて，先入観を含む仮説に縛られずに網羅的なデータ解析によって背後に隠れている因子や機序を見つけ出そうとする「仮説発見型アプローチ」が登場している．このような背景の下，臨床医学を含む今日の生命科学研究において，仮説発見型アプローチと仮説検証型アプローチを組み合わせた新しい研究スタイルは研究のスピードアップに不可欠な手段として急速に普及しつつある．さらに，ゼブラフィッシュなどの大規模スクリーニングに適したモデル動物を用いた大量アッセイによる超高速順遺伝学的アプローチや，組換え DNA 技術やゲノム編集技術などの逆遺伝学的アプローチによる責任遺伝子の機能解析は，現代の生命科学研究に欠かせないものになっている．

バイオマーカー探索は，生体における生理状態，疾患の進行や治療による効果に対する反応を客観的に把握するための指標を探すことである．上述の通

り，近年は仮説検証型アプローチと仮説発見型アプローチ，順遺伝学と逆遺伝学など生体分子と表現型の因果関係を様々な角度から縦横無尽に分析することが可能になっている．

## オミックス科学と分析技術

　ヒトゲノムの解読完了から14年が経ち，この間に生命科学はDNA情報を扱う生命情報学（bioinfomatics）とDNAを操作する分子生物学（molecular biology）を両輪として加速的に発展した．ポストゲノム時代の生命科学は，生命がそもそも階層化されたシステムであるという点に着目して体系化され，オミックス科学やシステムズ生物学などの新しい学問体系が登場した．オミックスの語源は，ギリシャ語の「全て」を意味する「ome」と学問を意味する「ics」に由来しており，オミックスの各階層についても同様の命名式で名付けられている． 表7 にまとめたように，例えば，遺伝子（gene）の研究分野では，遺伝子の総体をgene＋omeでgenomeと呼び，遺伝子の総体に関する研究をgenome＋icsでgenomicsと読んでいる．オミックスの対象は，セントラルドグマに準じた細胞内のイベントだけでなく，原子・分子から臓器や個体，さらには，集団や種や生態系にまで至る．このようにオミックスの概念では，生命システムを低次から高次の階層に分けて，階層ごとにその中身を包括的に俯瞰している．

　オミックス科学が現代の生命科学における主流の方法論となるまでに大発展を遂げた理由の一つとして，分析機器と情報解析技術の目覚ましい進歩がある．例えば，次世代DNAシークエンサーの登場は，ホールゲノムシークエンス解析，ゲノムDNAの多型解析，mRNAやnon-coding RNAの発現プロファイル解析のスループットとコストを指数関数的倍率で向上させた．また，生体試料の解析に最適化された分離装置と質量分析機器の登場は，蛋白質や脂質，低分子代謝物を，バイアスを与えずに精密測定することを可能にし，多くのバイオマーカー候補生体分子の発見に貢献している．

　バイオマーカー開発へのオミックス科学の貢献は大きい．すなわち，オミックス科学の登場によって，ある空間のある瞬間における各階層内での分子プロファイル比較ができるようになり，疾患群と非疾患群を比較することでバイオマーカー候補分子を網羅的に抽出することも可能になった．糖尿病性腎症のよ

**表7** オミックス科学における生命現象の階層化概念

| 解析対象 | | 包括的情報<br>(-ome) | 包括的研究体系<br>(-omics) | 計測対象 | 解析技術 |
|---|---|---|---|---|---|
| 遺伝子<br>(DNA) | Gene | Genome | Genomics | ゲノム DNA | 次世代シークエンサー |
| エピジェネティクス | Epigenetics | Epigenome | Epigenomics | DNA メチル化<br>ヒストンの化学的<br>修飾<br>非翻訳性 RNA<br>(miRNA など)<br>による制御 | 次世代シークエンサー<br>アレイ<br>免疫学的手法 |
| 転写産物<br>(RNA) | Transcript | Transcriptome | Transcriptomics | mRNA | 次世代シークエンサー<br>アレイ |
| 蛋白質 | Protein | Proteome | Proteomics | 蛋白質<br>蛋白質翻訳後修飾 | 免疫学的手法<br>質量分析計<br>酵素法 |
| 蛋白質間<br>相互作用 | Interaction | Interactome | Interactomics | リガンド-受容体<br>抗原-抗体<br>複合蛋白質 | 免疫学的手法<br>表面プラズモン<br>共鳴<br>カロリメトリー<br>FRET など生物<br>工学的手法 |
| 代謝物 | Metabolite | Metabolome | Metabolomics | 代謝物 | 電気泳動<br>クロマトグラフィー<br>質量分析計<br>酵素法 |
| 細胞 | Cell | Cellome | Cellomics | 細胞の形態や動態 | 顕微イメージング<br>フローサイトメーター |
| 表現型 | Phenotype | Phenome | Phenomics | 分子プロファイル<br>から個体行動ま<br>で,表現型とし<br>て計測可能な<br>全て | イメージング |

95

うな内科的疾患のバイオマーカー開発では，日常診療において比較的入手しやすい生体試料，例えば血液，尿，腎生検組織に含まれる細胞，mRNA，non-coding RNA，蛋白質，代謝物などが解析対象となる．

## 糖尿病性腎症における基礎的バイオマーカー

糖尿病性腎症の克服を目指して様々なバイオマーカーの開発が世界レベルで取り組まれている．ここでは，オミックスの階層別に分けて最近のバイオマーカーの開発背景や事例を紹介する．

### ■ ゲノムバイオマーカー

糖尿病性腎症の発症には何らかの遺伝要因が関与すると予想されている．患者ごとの遺伝的背景を明らかにするべく，ゲノム上に存在する一塩基多型（single nucleotide polymorphism: SNP）やコピー数多型（copy number variation: CNV）をゲノムワイドに比較することで疾患に深く関与する遺伝子や非翻訳領域を同定する作業が精力的に行われている．ゲノム配列解析技術は次世代DNAシークエンサーと高密度アレイの登場によって飛躍的に高速化，高精度化，低価格化した．

わが国の糖尿病性腎症疾患関連遺伝子研究としてゲノムワイド関連解析（GWAS）が行われた結果，今日までに solute carrier family 12 member 3（SLC12A3），engulfment and cell motility 1（ELMO1），neurocalcin delta（NCALD）および acetyl-coenzyme A carboxylase beta（ACACB）が糖尿病性腎症の新規候補遺伝子として報告されている．2型糖尿病では90以上の感受性遺伝子領域が同定されており，今後，糖尿病性腎症についても多くの感受性遺伝子が発見されると期待されている．

### ■ エピゲノムバイオマーカー

ゲノムDNAが持つ塩基配列以外の情報をエピゲノムと呼び，遺伝子の発現制御を担うDNAのメチル化やヒストンの化学修飾がよく知られている．糖尿病性腎症におけるエピゲノム解析はまだ数少なく先駆的な研究に限られるが，成果が出始めている．db/dbマウスを用いた糖尿病性腎症モデルにおいて腎臓のDNAメチル化異常を解析した研究では，糖尿病性腎症の進展に従ってNADPH oxidase 4のmRNA発現が上昇し，それに伴いゲノム上のコード領域とプロモーター領域で脱メチル化が観察されている．また，腎炎モデルマ

ウスではヒストン脱アセチル化酵素阻害薬の投与が予後を改善し，その効果は線維化抑制および炎症性細胞浸潤抑制作用に基づいていることが報告されている[16].

## ■ トランスクリプトームバイオマーカー

一般的にトランスクリプトーム解析といえば mRNA の発現プロファイル解析を指す．mRNA の発現プロファイル解析は，DNA マイクロアレイ技術や RNA シークエンス技術の発達のお陰で約 2 万種程度の全遺伝子の発現情報を微量検体から容易に取得できるようになった．腎臓内科領域では，腎臓の生細胞の採取が容易な動物実験では mRNA 発現解析は汎用される評価方法である．しかしながら，臨床では腎臓の生細胞を採取できる機会がほとんどないため，mRNA がバイオマーカーとして利用されている例は少ない．ただし，腎生検組織からレーザーマイクロダイセッション法を用いて採取した微量組織を用いてトランスクリプトーム解析を実施することは困難ではない．

miRNA は，microRNA とも呼ばれ，主に他の遺伝子の転写後発現調節に関与している 21～25 塩基の一本鎖 RNA である．miRNA は蛋白質をコードしていない．ヒトでは 1,000 種類以上の miRNA が存在するといわれている．転写後の miRNA は，ヘアピン構造を持った pri-miRNA を形成し，続いて，RNAase によりヘアピンのループ部分が切断された pre-miRNA を経て，最終的に一本鎖 RNA になる．miRNA は，標的となる mRNA の 3' 端非翻訳領域にアニーリングして mRNA の不安定化や翻訳阻害を介して抑制的に働く．miRNA は細胞内に存在するだけでなくエキソソームなどに内包されて細胞外へも放出される．バイオマーカーとしては血中の miRNA が測定対象となる．

これまでの糖尿病性腎症のモデル動物や患者の解析により，病時に血中で増加する miRNA として miRNA-337，miRNA-192，miRNA-216/217，miRNA-144，has-miR-453，has-miR-221，has-miR-524-5p，has-miR-188-3p が，減少する miRNA として miRNA-21，mi-375，has-miR-214，has-miR-92b，has-miR-765，has-miR-492，has-miR-373，has-miR-1913，has-miR-638 が報告されている．

## ■ プロテオームバイオマーカー

プロテオーム解析では，血液や尿に含まれる蛋白質やペプチドを解析する．測定手技は，いずれの方法も分離と同定の 2 段階から構成される．既知蛋白

質の場合は，ゲル電気泳動法で分離した後に抗体を用いたウエスタンブロッティングで測定される．未知蛋白質の場合は，ゲル電気泳動法や液体クロマトグラフィー法，キャピラリー電気泳動法で分離した後に質量分析計を用いて同定される．さらに，抗体を用いた別の方法では ELISA 法やプロテインアレイ法により測定される．プロテオーム解析では，検体に含まれる個々の蛋白質含量に大きな差異（10 桁倍以上）があるため，例えば，血清ではアルブミンやイムノグロブリンを事前に取り除くなど，試料の前処理が非常に重要になる．

　糖尿病性腎症の蛋白質バイオマーカーとして最近最も話題を集めているのは，前述の尿中 L-FABP であろう．L-FABP は糖尿病性腎症の病期進行や治療効果の判定，予後推定に極めて有用であることが明らかにされている．一方，他のプロテオーム解析では，40 種類の尿中ペプチドパネルにより健常人と糖尿病患者を区別することができ，さらに 65 種類のペプチドにより，微量アルブミン尿期と顕性蛋白尿期が 3 年以上経過した糖尿病性腎症を区別することができている．これらペプチドの多くは，Type Ⅰ コラーゲンのフラグメントであった．さらに，65 種類のペプチドの一部が，アルブミン尿より早期に尿中排泄が減少することを確認しており，糖尿病性腎症の早期診断マーカーのみならず予後推定マーカーとしての可能性も期待されている．また別の研究では，近位尿細管上皮細胞に発現するメガリンに関して，細胞外ドメイン型（A メガリン）と全長型（C メガリン）の 2 種類のタイプが尿中に排泄されることが確認されており，両タイプの尿中メガリンを糖尿病性腎症の早期診断マーカーや予後推定マーカーとして利用する研究が推進中である．

## ■ メタボロームバイオマーカー

　メタボローム解析は，全代謝物の網羅的な解析を目指すオミックス科学の一つである．蛋白質のように同じ名称を持つ分子であっても生物種間で構造が異なることはなく（例：ヒト β アクチンとマウス β アクチンのアミノ酸配列は同じではない），同じ名称が付いた代謝物は種を超えても同じ構造を持つ（例：ヒトが持つグルコースとマウスが持つグルコースの構造は同じ）．メタボロームの測定は，プロテオーム解析と同様に分離と同定の 2 段階からなる．汎用されているのは，キャピラリー電気泳動装置や液体クロマトグラフィー装置に質量分析計を接続した装置である．メタボローム解析では，生体に含まれる代謝物の種類が膨大であることから，定性のための標準物質が存在しないことが

しばしば問題になる．名称が付いていないような新規の代謝物がバイオマーカー候補物質としてとれた時は，その都度，構造解析を行う必要があり，この作業に膨大な手間が必要になる．しかしながら，バイオマーカーや治療標的として新規代謝物がとれた場合，非常に強い物質特許が取得できるため，経済的なリターンは非常に大きい．

メタボロームバイオマーカーの開発では，検体として血液，尿および呼気が利用されている．血液はわずかな侵襲は伴うが，検査会社による低温管理下での検体輸送ルートが確立されているため，バイオマーカーの測定対象としては尿以上に実用化へのハードルが低い．糖尿病性腎症のバイオマーカーとしては，名古屋大学と慶應義塾大学の共同研究グループが病期分類を可能にする血中バイオマーカー候補代謝物 19 種を同定し，このうち 4 種の既知物質（アスパラギン酸，SDMA，アゼライン酸，ガラクタル酸）の組み合わせによる鑑別性能の有用性を確認している[17]．尿は採取が容易であり，構造上，腎臓の生理状態を最も反映しやすい検体である．尿中代謝物を利用した臨床的診断では，新生児の先天的代謝疾患検査が古くから行われている．糖尿病性腎症の尿中メタボロームバイオマーカーの探索では，著者らのグループが糖尿病性腎症患者の尿中に特異的に検出される同一代謝経路に由来する 3 種類の代謝物がバイオマーカーとなりうることを発見している（未発表データ）．メタボローム解析では，尿や血液などの液性検体ばかりが分析対象になると思われがちだが，呼気に含まれる揮発性検体もメタボローム解析の分析対象として有用である．糖尿病から糖尿病性腎症へ進展する一連の過程では，全身レベルで代謝が大なり小なり変化することから，糖尿病の診断においても呼気に着目した新しい診断装置が登場している．呼気に含まれるアセトンおよびエタノール濃度は全身の脂肪酸代謝を反映すると考えられており，株式会社 NTT ドコモは両物質のプロファイルを指標にして糖尿病の発症および進展を評価する迅速小型診断デバイスを開発した．さらに，本小型診断デバイスの実用化はかなり進んでおり，現在，中国において 1 万人を対象に実証試験を実施中である．

## ■ セロームバイオマーカー

セロームは，細胞の発生，分化，成熟，障害など細胞の動態を包括的に表す概念である．腎臓病領域では尿中に落下してくる細胞や細胞小胞がバイオマーカーとして研究されている．糖尿病性腎症の尿中細胞バイオマーカーとして尿

中落下ポドサイトが知られている．尿中のポドサイト数やポドサイトに発現しているポドカリキシンやWT1などのマーカー蛋白質を測定することで糸球体障害の程度を把握できるとされている．糖尿病性腎症の糸球体障害が重篤化するとポドサイト表面からsheddingされる細胞小胞が増加し，その結果として尿中のポドサイトマーカー濃度が上昇すると考えられている．さらに，尿中落下ポドサイトやポドサイトマーカーは治療マーカーとしても利用でき，ポドサイト障害の評価に特化した尿中細胞性バイオマーカーとしてさらなる研究が期待されている．

## システムズ生物学への統合と人工知能による診療時代の到来

オミックス科学は情報収集力に大変優れた研究手法であるが，限定された時空間のオミックス情報だけでは生命現象の一部しか理解することはできず，個体レベルでの病態機序の理解や診断は不可能である．そこで，より大きな視野で生命現象を理解するための学問体系としてシステムズ生物学が登場した．システムズ生物学は，オミックスの各階層内および各階層間における構成要素とそれらの時空間的な挙動を統合的に分析することで生命現象を分子のネットワークシステムとしてシミュレートし理解しようする学問である．糖尿病性腎症の研究分野においてもオミックスの階層を統合的に縦断して解析した研究例が出始めており，今後の成果が期待される．

生体試料の分析技術と情報処理科学がこのまま発展すれば，オミックス科学からシステムズ生物学への流れは，ビッグデータサイエンスに統合され，やがて人工知能が診療における意思決定の重要な部分を担う時代は必ず到来する．すでに，腫瘍分野ではIBM社のWatson for oncologyと呼ばれる診療用人工知能が治療法を選択し，実際に患者を救命している．糖尿病性腎症は，社会的な解決ニーズが高く，投資も集まりやすいことから，人工知能による診療システムが腎疾患分野の中では比較的早く実現すると予想される．人工知能の普及を前提とした新しい診療システムの実現に向けた計画作りが急務である．

# 文 献

1) 糖尿病診断基準に関する調査検討委員会. 糖尿病の分類と診断基準に関する委員会報告（国際標準化対応版）. 糖尿病. 2012; 55: 494.

2) 日本臨床内科医会調査研究グループ. 糖尿病性神経障害に関する調査研究第1報 わが国の糖尿病の実態と合併症. 日臨内科医会誌. 2001; 16: 167-95.

3) The Diabetes Control and Complications Trial Research Group. The effect of intensive treatment of diabetes on the development and progression of long-term complications in insulin-dependent diabetes mellitus. N Engl J Med. 1993; 329: 977-86

4) 槇野博史. 糖尿病性腎症―発症・進展機序と治療. 東京: 診断と治療社; 1999. p.192.

5) 猪股茂樹, 羽田勝計, 守屋達美, 他. 糖尿病性腎症の新しい早期診断基準. 糖尿病. 2005; 48: 757-9.

6) Said SM, Nasr SH. Silent diabetic nephropathy. Kidney Int. 2016; 90: 24-6.

7) Alicic RZ, Rooney MT, Tuttle KR. Diabetic kidney disease: challenges, progress, and possibilities. Clin J Am Soc Nephrol. 2017. doi: 10.2215/CJN. 11491116. [Epub ahead of print]

8) Furuichi K, Yuzawa Y, Shimizu M, et al. Nationwide multicentre kidney biopsy study of Japanese patients with type 2 diabetes. Nephrol Dial Transplant. 2017. doi: 10.1093/ndt/gfw 417. [Epub ahead of print]

9) Ichihara A, Hayashi M, Kaneshiro Y, et al. Inhibition of diabetic nephropathy by a decoy peptide corresponding to the "handle" region for nonproteolytic activation of prorenin. J Clin Invest. 2004; 114: 1128-35.

10) Tuttle KR. Back to the future: glomerular hyperfiltration and the diabetic kidney. Diabetes. 2017; 66: 14-6.

11) Kashihara N, Haruna Y, Kondeti VK, et al. Oxidative stress in diabetic nephropathy. Curr Med Chem. 2010; 17: 4256-69.

12) 羽田勝計, 宇都宮一典, 古家大祐, 他. 糖尿病性腎症病期分類2014の策定（糖尿病性腎症病期分類改訂）について. 日腎会誌. 2014; 56: 547-52.

13) Żyłka A, Gala-Błądzińska A, Rybak K, et al. Role of new biomarkers for the diagnosis of nephropathy associated with diabetes type 2. Folia Med Cracov. 2015; 55: 21-33.

14) 稲熊大城, 秋山真一, 湯澤由紀夫. バイオマーカーの進歩. 日腎会誌. 2017; 59: 65-73.

15) Inaguma D, Imai E, Takeuchi A, et al; Chronic Kidney Disease Japan Cohort Study Group. Risk factors for CKD progression in Japanese patients: findings from the Chronic Kidney Disease Japan Cohort（CKD-JAC）study. Clin Exp Nephrol. 2017; 21: 446-56.

16) Yoshikawa M, Hishikawa K, Marumo T, et al. Inhibition of histone

deacetylase activity suppresses epithelial-to-mesenchymal transition induced by TGF-beta1 in human renal epithelial cells. J Am Soc Nephrol. 2007; 18: 58-65.

17) Hirayama A, Nakashima E, Sugimoto M, et al. Metabolic profiling reveals new serum biomarkers for differentiating diabetic nephropathy. Anal Bioanal Chem. 2012; 404: 3101-9.

［湯澤由紀夫，稲熊大城，髙橋和男，伊藤衣里，秋山真一］

# 第 IV 章
### Chapter IV

# 治療①： 生活習慣に関わる治療・指導

## 1 生活指導・運動療法

　糖尿病性腎症に限らず慢性疾患に対する治療において，患者の生活習慣がその予後に大きな影響を及ぼすことは言うまでもない．この点において，患者には生活習慣の改善，そして，その結果としての予後に対する大きな責任が課せられており，いかにして長期間，より良い生活習慣を維持するかは糖尿病性腎症治療の現場において重大な問題として位置づけられる．よって医療者側には，薬物治療に対する知識向上のみならず，患者に対するより高い生活指導技術の習得が求められる．

　2型糖尿病患者の多くは減量や血糖管理の改善を目的とした食事療法や運動療法を要求されるが，糖尿病性腎症患者においては，尿蛋白や浮腫の程度，腎機能低下の進行度によって，その内容や強度の複雑さが加わり，その指導が困難となる．さらに，糖尿病性腎症患者に対する生活指導や運動療法に対するエビデンスは乏しく，医師側にとっても画一化された生活指導や運動療法の提言ができていないことも事実である．このような問題点はあるものの，現時点でも患者に対する十分な生活指導や生活介入により良好な腎予後をもたらすことは，日常診療において十分に実感される．本稿では，糖尿病性腎症における生活指導ならびに運動療法の実際や問題点を概説する．

## 生活指導の実際

### POINT▶

- 糖尿病性腎症治療の多くの部分に自己管理が関わっており，患者には治療目標の設定や日々のマネージメントに自ら参加する態度が望まれる．
- 糖尿病性腎症治療に必要な生活習慣の改善や維持には患者と医療チームとの間の良好な関係，協力が不可欠であり，質の高いチーム医療は腎予後改善に大きな貢献をもたらす．

### 生活指導概論

　本稿ではまず，糖尿病性腎症のみならず糖尿病を含む慢性疾患診療における生活習慣改善に対する医療者の考え方，サポートの仕方について概説する．のちに詳細に述べるが，患者が目指す生活習慣の目標は医療者側が設定するのではなく，患者自身が設定することでより大きな効果を生み出すことが知られている[1]．よって本稿では，医療者側が求める糖尿病性腎症の予防に必要な生活指導を列挙するのではなく，患者とともに設定した生活習慣改善目標の達成に必要なより実践的な知識や考えかたを紹介する．

　糖尿病性腎症の管理に必要な生活習慣の変化は，多くの患者にとってハードルの高いものである．多くの人は生まれながらにして，健康にかつ自立して長生きすることを望む一方で，そのための自己管理に必要な生活習慣の維持はしばしば困難であることが多い．糖尿病性腎症治療の現場においても，推奨される血糖管理目標や血圧管理目標に達したいという希望を持つ一方で，同時に治療のために，それまでの生活習慣を変えたくないという願望を持つことが多いのも実状である．

　糖尿病性腎症の病期によらず，糖尿病自己管理教育は生活習慣改善の基本である．糖尿病自己管理教育により，推奨される治療目標への達成頻度が上昇し，予後改善や診療費の削減がもたらされることは知られている[2, 3]．しかしながら，教育入院などの一度きりの教育プログラムは，もちろん不可欠のもの

であるが，その後の長期にわたる有効な腎症治療に対しては，一般的に不十分なことが多く，継続的な患者への関わりが必要である．生活習慣の改善そして維持には，患者側の「やる気」，すなわち向上心を必要とする．これに対し，褒める，しかる，時には不安を想起させるような，肯定的あるいは否定的な助言を使って患者を鼓舞したくなるものであるが，慢性疾患治療に必要な生活習慣の改善や維持に必要とされる患者の向上心は，患者の内部から生まれた時にこそ有効なものとなり，患者自身が価値のあるもの，意味のあるものと自覚した変化へと方向づけられるものである．外来で医師が種々の助言を行い，その場では納得したように見えたものの，患者が次の外来でもこれまで同様の生活習慣のまま受診することはよく経験する．これに対し，「こちらの助言に耳を傾けない患者だ」などと全てを患者側の問題としがちではないだろうか．こういった場合，一概に患者だけに問題があると結論づけてはいけない．多くの助言が医療者側からの一方的なものであり，患者の内部から出てきた問題意識ではなく，患者にとって本当に必要性のあるものと感じられていないという事実として医療者側が認識する必要がある．

　どのようにしてこのような向上心を患者にもたらすのか，この点が実臨床において最も重要かつ困難な課題である．ある種の自己決定に関する研究では以下のように述べられている．患者の人生にとっての優先事項が医療者側に理解され，その優先事項を達するために必要な行動目標の決定権が患者に与えられた時に初めて，病気を改善したいという内面からの意欲向上心が患者に生まれる．この時患者は，医者に自分の病気を管理されている，あるいは生活変化を強要されているという感覚から解放されることになる．この際，患者の背景にある宗教，家族環境，その他の社会的環境も，患者の意欲向上に大きな影響を与えることがあることも念頭におく必要がある．

　精神的要因もまた生活習慣の改善に大きな影響を与える．うつ病と糖尿病との関連も報告されているが，うつ病は生活習慣の改善や維持に大きな影響を与えることは言うまでもない．また多くの糖尿病患者は何らかの糖尿病に関連した，怒り，不安，失望，罪悪感といった精神的な苦悩を抱えていることがある．そして，これらの多くは我々医療者との間で共有されていないことも多い．これらの問題に関して，積極的に話をしてもらい，傾聴していくことは，自己管理や健康予後に影響を与えるような隠れた問題の発見につながるかもし

れないし，それらの問題を克服するための第一歩となるかもしれない．

これまで，生活習慣の改善は患者のコンプライアンスの問題であると考えられてきた．すなわち，医療者側が糖尿病や糖尿病性腎症治療に対する絶対的な指導者や管理者として考えられており，患者はその指示に従って当然であるというように考えられてきた．しかしながら，患者がこれらの指示に対して，自己決定権の侵害と感じ，医療者側の指示や助言に抵抗を示すことがしばしばみられる．このような関係からは，結果として，患者の感情的かつ非論理的な結論によって導き出された生活習慣が継続され，病気の予後改善が期待されないことが多い．

これに対して，糖尿病や糖尿病性腎症治療においても，生活習慣の決定権を患者中心に考え，医療者と患者が協力した治療法の探索モデルの確立を目指すことが推奨される時代になってきている[4]．つまり，患者が決定者であり，自分自身の健康管理における指導者になるというものである．この考えは，決して治療を患者任せにするというものではなく，医療者の監視，助言のもとに患者が決定していくものであり，糖尿病や糖尿病性腎症にかかわらず，より良い慢性疾患管理に非常に適したモデルである．

この患者を中心とした管理モデルにおいて，医療者側の役割は，生活習慣目標の決定のために必要な医療情報や手段を提供すること，糖尿病発症から糖尿病性腎症進展過程の全体像を理解してもらうこと，患者の感情，宗教や文化，家庭環境や価値観を理解すること，そして彼らが設定した目標を達成できるように支援することである．

## 生活習慣改善・維持のための戦略 ─目標の設定─

前述のように，生活習慣の改善をもたらすべく生活指導は，患者の自主的向上心に基づいて行われなければならない．自主的向上心の確立は患者の内面に潜む問題を把握し，解決することでもたらされる．その問題は個々の患者によって異なるため，表1 に挙げるような問題点を把握しながら進めていくのが良いと思われる．この表が内面的問題を把握するための評価項目を網羅しているわけでなく，個々の臨床現場に即した改変がなされるべきであるが，最低限の項目が列挙されていると思われる．

医療者はこれら患者の自主的向上心を活性化するために支援していくわけで

**表1** 自主的な治療目標決定のための検討項目

①病気に関連して何が患者にとって一番の不安・心配であるか.
②現状に関連してどのような変化・改善を望んでいるか.
③その変化・改善がもたらされれば患者は何を得ることができるか.
④その変化・改善のために何を諦めなければならないか.
⑤その変化・改善のために何ができるか.
⑥その変化・改善がない場合，どう感じるか，何が問題になるか.

**表2** 段階的な治療目標決定過程

①問題の認識
　　現時点で治療の妨げになるものは何か？
②生活習慣に影響する精神的問題の把握
　　問題となっている病態に対する感情はどのようなものか？
③長期目標の設定
　　患者の希望は何か？　何が問題か？　問題を可決するためのサポートはあるか？
　　この問題を解決するための意思はあるか？
④長期目標達成のための短期行動目標の設定
　　治療目標のために今日からできることは何か？　今週できることは何か？
⑤実施内容の評価
　　行動目標は達成できたか？　そこから何を学んだか？
　　長期目標達成のために次は何ができるか？

あるが，医療者が最も力を発揮するのは，患者が行う行動目標の決定過程である．患者とともに協力し，達成可能な行動目標を設定していくことが，その達成の可能性を大きく高めることとなる．あくまでもこちらの価値観で行動目標を押し付けてはならないことを忘れてはならない．

　たいていの患者は，有効かつ現実的な治療目標の設定に対して我々に助言を求めてくる．**表2** には，患者と医療者が協力して行動目標を設定するためのステップの一例を記載した．目標を設定する際には，設定する目標が試験的なものであって，成功や失敗という絶対的な結果を導き出すものではないということを同時に認識してもらうことが重要である．特に失敗の事実はその後の生活習慣の改善・維持に大きな負の影響をもたらす可能性が高い．次の診察の初めには，この試験がどうであったか，結果から何を学ぶことができたかを，患者に尋ねることで，次の診察時までの新たな目標設定のための課題が浮かび

上がってくる.

　自主的向上心をもたらすための支援においては，医療者側は，患者に共感し，開放的質問を用いて尋ね，その答えを熱心に傾聴することが求められる．この方法を用いて，医療者は患者の抱える隠れた問題，治療への障壁，自己管理への問題点を導き出すことが望まれる．まずは，意見，助言，判断を押し付けることなく傾聴し，共感し，そしてさらなる議論を導き出すことが要求される．医療者側の目標は，患者の抱える問題を解決するために必要な知識を提供し，その解決に導くことにある．再度強調するが，行動目標の決定やその解決策の提言は，種々の環境に即した患者の意思に基づいて行われるものであり，我々に決定権がないと考えるべきである．

## 生活習慣改善・維持のための戦略 ―自己管理のサポート―

　初期の生活習慣改善よりもその維持がより困難であることは多くの研究からも明らかとされており[4]，実臨床でも実感するところである．よって，多くの患者が，初期目標の設定から得られた健康利益を維持するために，医療者側も支援を継続していく必要がある．その支援の内容としては，行動目標のフォロー，治療や生活習慣におけるストレス評価，問題解決への協力，治療に対する新たな情報提示，新たな行動目標の設定などがある．

　多くのヘルスケアシステムは慢性疾患よりも急性疾患に適応されるようにデ

**表3** 長期治療目標達成を目指した生活習慣維持のための戦略

**1. 主に診察室での役割**
- ①自己管理，治療目標決定における自主的向上心の重要性を説明する．
- ②患者が立てた治療目標の達成度，疑問，問題点の評価に基づき診療する．
- ③生活習慣の改善や他の治療法のメリット，デメリットを正確に説明する．
- ④病院以外のグループ活動，教育制度を紹介する．
- ⑤有効な意思疎通方法により自主的向上心をもたらす．
- ⑥診察終了時には最も大事な問題点が正しく伝達されたことを確認する．

**2. 診察室以外の役割**
- ①患者主体の医療環境を築く努力をする．
- ②診察待ち時間を利用して必要な情報を提供する．
- ③看護師，栄養士，薬剤師，ケースワーカーなどによる包括的支援を行う．
- ④集団生活指導教室などへの参加を推進し，定期的な教育や栄養指導を行う．

ザインされていることが多い[5]. そこには，慢性疾患の予後に対するヘルスケアシステムの有効性を示すエビデンスの構築が，急性疾患よりも困難であるという問題点がある. しかし近年，糖尿病患者数の増大から，その重要性は増しつつあり，糖尿病患者や糖尿病性腎症患者の生活習慣を支援していく戦略が必要とされている. 表3 には主に外来診療の段階で継続して医療者側が行うべきサポート内容・手段を列挙している. 医師の限られた診療時間の中で，より有効な指導を診察室内で行うべき助言，医師以外の医療者が診察室以外の場所で支援すべき内容を記載している. 特に強調すべきは，終了時の理解度確認である. 高齢患者が増え，こちらの説明に対する理解度確認は不可欠となってきている. また，難聴のために「はい」と答えているが，実は全く聞こえていなかったという例も散見される. 終了前には患者に現時点での問題点を述べてもらい，理解度の確認，誤解の訂正，そして今後何を行っていくのかを自ら説明してもらう時間を設けることが望ましい.

## 糖尿病性腎症患者に求められる生活指導

糖尿病性腎症の予後を規定する因子である血糖管理，脂質管理，血圧管理，肥満，動脈硬化に悪影響を及ぼすような患者の生活習慣に対しては生活指導の介入を行い是正することが望ましい. 表4 には介入すべき生活指導を挙げておく.

食事療法や運動療法といった糖尿病の血糖管理に直接影響を及ぼすものだけではなく，禁煙といった他の動脈硬化に影響を及ぼす他の因子の除外も高齢化社会における健康維持に非常に重要な指導項目となる. また近年，肥満症例の増加に伴い睡眠時無呼吸症候群を有する患者を多く経験する. 早朝高血圧や多血症を有する症例では積極的な診断が望まれる. また，患者の中には処方された薬剤を内服しておらず，こちらの処方量だけが増加していくというケースも

表4 糖尿病性腎症治療において求められる生活指導・生活習慣の改善

①食事療法: カロリー制限，蛋白質制限，減塩
②運動療法
③禁煙指導
④睡眠指導: 睡眠時無呼吸の診断・治療
⑤内服コンプライアンス

散見される．単純なコンプライアンスの問題の事案も多いが，高齢者の潜在的認知症に伴う飲み忘れなど，その背景には多くの理由が存在している可能性がある．本人との信頼関係を築きコンプライアンス向上に努めるともに，家族を含めた支援者による残薬確認なども行っていく必要がある．

外来における患者の生活指導内容は個々に異なっているが，これらの問題に対しての生活指導は全て，前述した患者主導の目標設定というアプローチで対応してくことが望まれる．

## 生活指導の一実践例

ここで日常診療において頻繁に遭遇する浮腫の改善に生活指導が有効であった実例を紹介する．腎機能低下（eGFR 40 mL/分/1.73 m$^2$）を伴い，ネフローゼ状態にある糖尿病性腎症の患者．これまでに体液管理に対して他院より大量の利尿薬を投与されるも改善が認められないため，加療目的で紹介となった．減塩の必要性は前医でも聞いていたが実際には実施できていなかった．最近体重も増えてきて糖尿病も悪くなるのではないかと心配していた．

### ■ 行動目標決定のための検討

本症例においては，糖尿病性腎症に伴う腎機能低下や浮腫といった問題がある．この状態においてまず，患者自らのどのような病態に不安を持ち，何を改善したいのかを把握する必要がある．問診の結果，以下のような患者の訴えを得ることができた．

---

1. 現在の不安・心配な点 ➡ 薬で治らない浮腫がある．
   　　　　　　　　　　　　透析をしなければならないのではないか．
2. 患者の望む変化 ➡ 浮腫，それに伴う痛みから解放される．
3. 改善によりもたらされること ➡ 靴を履ける．買い物など日常生活が送れる．
4. 改善のために諦めるべきこと ➡ わからない．
5. 改善しない時の問題点 ➡ 浮腫のせいで日常生活も送れない．
6. 改善のためにできること ➡ わからない．

---

### ■ 初期評価

患者は将来への不安よりも，現在の浮腫に大きな問題を抱えており，その改善を望んでいる．しかし，その解決方法は見出せていない．

## ■ 対応策・助言

浮腫改善のために必要な医学的知識を提供する.

- ・浮腫の原因は体内への塩分そしてそれに伴う水分貯留である.
- ・通常，摂取した塩分は腎臓から毎日全て排泄されるが，腎臓から排泄できる量は限られており，腎臓の機能が低下した状態では，塩分排泄も悪くなる.
- ・よって，浮腫は腎臓から排泄できる以上の塩分を摂取した際には誰にでも起こりうる現象であり，腎機能が低下した際にはより起こりやすくなる.
- ・浮腫が増大しているのはみるみる腎臓が悪くなっているのではなく，今の腎臓の能力以上に塩分を摂取しているということの証拠であり，結果である.
- ・日々の塩分摂取量を腎臓が排泄できる塩分量以下に減らすことができれば自然と浮腫は改善する可能性がある.
- ・体重が増えてきたのは，このような水分貯留が原因であり，肥満によるものではなく糖尿病の悪化には繋がらない．この体重増加は減塩により解決される可能性があり，体重測定は体液量の評価や適正な減塩の指標にも利用できる.
- ・利尿薬は腎臓からの塩分排泄を増やすものであり，体内の塩分を減らすという意味では減塩と同様の効果がある．しかし，塩分をたくさん摂取して薬でたくさん腎臓を働かせるよりも，減塩によって腎臓を休めてあげる方が，腎臓にはよい.

　この時点で，患者から「減塩が大切なことが理解できました」「腎臓がみるみる悪くなっているのではないと安心しました」との言葉が出てきた．つまり「浮腫」＝「病気の悪化」という認識が，「浮腫」＝「塩分過多」という認識に変容し，問題が生活習慣に存在することの理解に繋がった．この説明が医学的に最良か否かは別問題として，少なくとも患者の意識変容を得るには十分な説明であったことになる．これまでも減塩の必要性を知っていたが，このように理解することが行動変容のための向上心獲得には重要であり，医療者側からの一方的な減塩指導だけでは効果が乏しいことを示唆している.

❶ 生活指導・運動療法

## ■ 本症例における次回外来までの行動目標の決定に関わる問題点の把握

1. 減塩の妨げになる問題 ➡ 嗜好. もともと濃い味が好き.
2. 精神的問題 ➡ 我慢できるか心配である.
3. 長期目標の設定
   3-1. 患者の希望 ➡ 何よりも浮腫を軽減させたい.
   3-2. 何が問題か ➡ 塩分とは何か, 何を食べてはいけないのか不明.
   3-3. 問題解決のための支援 ➡ 家族は協力的である. 嫁が料理をしてくれる.
   3-4. 問題解決のための意思 ➡ 浮腫改善のためなら頑張れる.

## ■ 初期評価

具体的な行動目標決定に関わる問題点として, 塩分過多の食事であり, 減塩のために何を控えるべきかの知識が欠けている. 本人だけでなく, 料理する配偶者も病気に対する理解が必要である. 現時点で不安はあるものの本人にやる気があり家族の協力も得られそうである.

## ■ 対応策・助言

- 塩, 醤油, 味噌といった調味料を使うことで摂取塩分量が増えてしまう.
- 食材の中にもある程度の塩分は含まれており, 特殊な状況を除いては, 必要以上の添加塩分は生命維持に必要ない.
- 塩分が入っているものを全部食べてはいけないのではなく, 量を減らしていくことが重要である（質の問題ではなく量の問題）.
- ご家族にも一度来ていただいて, 今の病状, 減塩の必要性を理解してもらうことで, より効果的な減塩が期待される.

この時点で塩分の多い食事で思い当たるものを聞くと, 患者からは毎食のように, 漬物, 味噌汁を摂取していること, 食卓に醤油があり, 薄いと感じたものには醤油をかけて摂取していた. この時点ですでに「こんなに塩分とったらダメですね」と意識の変容も確認された.

## ■ 本症例における次回外来までの行動目標の決定

上記感想に対して, 全てをやめる必要はなく, 今よりも減らすことを目指しましょうと説明した. 味噌汁はなんとなく飲んでいただけで好きなわけでもなく自発的に中止すると決断された（すでに味噌汁が塩水に思えるようになって

いる）．漬物はどうしても食べたいようで，1日1回だけにしてみるよう提案した．食卓に醤油を置かないと自主的に決めた．

この自主的な行動目標の決定に対して，この方法が絶対的なものではなく，実験的試みであることを説明し，これでも上手くいかなければ栄養士さんと相談していくなど，次の解決策もあることを助言した．つまり，この方法で上手くいかなかったことに対して失敗という認識を患者が持つことにより，「減塩をしても浮腫は改善しない」という意識を生み出すことになり，今後の指導に問題を生じることになる．常に目標は試験的なものであり，試行錯誤を繰り返しながら共に最善策を探っていくことを前もって強調しておく必要がある．

本症例の場合には，減塩を開始し，浮腫が減れば，それは腎臓が排泄できる塩分よりも少ない塩分量を毎日摂取できているという証拠であり，逆に塩分を減らしても浮腫が改善しない，増悪する場合には，今回定めた減塩の程度がまだ足りていないことを意味しているだけである．よって，改善がない場合にはさらに塩分を減らせるポイントを探していく必要が次に出てくるということを伝えておく必要がある．逆に，浮腫がなくなれば減塩を少し緩やかにして良いという点も伝えておくことも重要である．このように，今後起こるべき可能性をあらかじめ伝えておくことも，継続した生活指導，信頼関係の確立には重要である．

### ■ 実施内容の評価

次回診察時，患者は診察室に入ると，自分から「体重が減りました．浮腫も減りました．靴も履けるようになりました」との結果報告から始まった．また途中で，気が緩んで塩分摂取が増えた時には体重も増え，浮腫も出現したため，再度塩分摂取を控えることで改善したとのエピソードも聞くことができた．この時点で，前回の生活指導がある程度の効果を示したことになる．これまでこの患者は減塩の必要性を知らなかったわけではないが，その重要性，必要性，方法，効果に関して理解がなく，その結果として減塩に対する自主的向上心が芽生えなかったわけである．このように，減塩一つを達成するためでも，患者の意識変容，自主性向上心の獲得がいかに重要かを実感させられる．

## 生活指導のまとめ

生活習慣の改善は糖尿病性腎症患者の予後に大きな影響を及ぼす．医療者

は，患者が行う生活習慣の改善目標の設定，そしてその維持，変更の過程を支援する重要な役割を担っている．医療者は，疾患に対する正確な知識を提供し，患者に自らの健康予後における自己管理の重要性を理解させ，そのための技術を教え，ともに治療目標を設定し，そして一生涯において支援していく必要があることを覚えておいていただきたい．

　生活習慣の介入には医療者側の人間力が大きく問われる．そして，医師一人一人の理論や進め方が存在し，エビデンス構築も難しい領域である．本稿は著者がこれまでに日常診療に取り入れてきた参考書にアレンジを加えて論じさせてもらった[6]．これまですでに多くの患者を診て，自分なりの戦略をすでに持つ専門家の先生には，この中から参考になるものを自己の戦略に新たに追加いただければ幸いである．また，これから糖尿病性腎症を含む糖尿病診療を開始される若い先生には，この内容を一つの柱とし，より良い生活指導方法を自己で確立していただきたい．

## 運動療法

### POINT▶

- 糖尿病性腎症の病期だけでなく，患者の価値観や運動能力に応じた運動指導が望まれる．
- 運動により糖尿病性腎症が悪化するとのエビデンスはなく，むしろ身体機能の維持，精神面での向上，糖代謝の改善などの有益な効果も期待されることから，安易な運動制限は行わない．
- 運動療法の前には十分なリスク評価を行う必要がある．

### 糖尿病性腎症における運動療法の現状

　過栄養に加えデスクワーク中心の生活習慣は大きな健康問題の一つであり，多くの心血管病の発症に関連している．しかしながら，このような非活動性の生活習慣が糖尿病性腎症の予後にどのように関わっているのかは明確にはされていないのが現状である．

**表5** 糖尿病性腎症病期別の運動療法

| 病期 | 蛋白（アルブミン）尿 | eGFR<br>(mL/分/1.73 m²) | 運動 |
|---|---|---|---|
| 腎症前期 | 正常アルブミン尿 | 30 以上 | ・原則として糖尿病の運動療法を行う |
| 早期腎症期 | 微量アルブミン尿 | 30 以上 | |
| 顕性腎症期 | 顕性アルブミン尿<br>持続蛋白尿 | 30 以上 | ・原則として運動可<br>・ただし病態によりその程度を調整する<br>・過激な運動は避ける |
| 腎不全期 | 問わない | 30 未満 | ・体力を維持する程度の運動は可 |
| 透析療法期 | 透析療法中 | | ・原則として軽運動<br>・過激な運動は不可 |

（日本糖尿病学会，編．糖尿病治療ガイド 2016-2017．東京: 文光堂; 2016 より抜粋）[7]

**表5** は，糖尿病治療ガイドに記載された生活指導基準より，糖尿病性腎症の病期に応じた運動療法の提言部分を抜粋したものである[7]．腎症早期までの段階であれば，糖尿病に伴う代謝異常の改善を目的に運動療法が積極的に推奨されている．一方で，他の腎疾患同様に運動に伴う蛋白尿の増加や腎機能の悪化，虚血性病変の急性増悪などが懸念され，腎症病期の進行とともに運動制限の必要性が提言されている．この点に関して，診療ガイドラインにおける運動療法に関する基準は約10年間大きな変化はないようである．

現状としては，実診療において糖尿病性腎症患者に運動療法を提言する際においては，この表を参考に助言していくことになる．しかしながら，高齢化社会になり，運動制限の是非が問われる社会になっていること，ガイドラインの中に記載される抽象的な表現をいかに具体化して患者に伝えるかなど，糖尿病性腎症患者における運動療法においては今後解決すべき多くの臨床的課題があることを最初に明記しておきたい．

## 糖尿病性腎症における運動療法の有効性

運動療法を含む身体活動の維持は，肥満の是正，筋力の維持，心肺機能の向上，良好な血圧管理，精神状態の向上などに対して有益な効果をもたらす可能性があり全ての人に勧められるべき生活習慣である．さらに糖尿病性腎症患者

においては，その生命予後が心血管イベントの発症に大きく左右されることになるため，その予防のためにも腎症病期にかかわらず，種々の代謝疾患の改善が期待される運動療法は安易に制限すべきではない．しかしながら，糖尿病性腎症患者において，運動が蛋白尿の増悪因子とされていることから，糖尿病性腎症の診療において医療者側も積極的に運動を推奨するか否か助言に苦慮することが多いのが実状ではないであろうか．そこでまず，糖尿病性腎症における運動療法に関する過去の臨床研究の結果に基づき，その有効性や問題点を評価してみた．

顕性腎症期以降の糖尿病性腎症患者を対象とした運動療法を含む減量プログラムが腎症予後やその他の糖代謝指標，心血管イベントに及ぼす影響を検討した臨床研究からは，以下のようなことが示されている[8]．

有酸素運動が糖尿病性腎症に与える影響として，eGFR の低下や蛋白尿の増加を検討した研究においては，少なくとも eGFR の低下速度の悪化や透析導入の増加はみられないこと[9,10]，運動を含む減量プログラムにより顕性蛋白尿期の蛋白尿が減少することが報告されている[11]．糖尿病性腎症患者においても，運動により HbA1c ならびに血圧の改善，体幹部の脂肪量の減少など，通常の糖尿病患者と同様の代謝改善効果が認められている[12,13]．低血糖などの心配も懸念されるが，少なくとも運動療法推奨による低血糖の増大は報告されていない．さらに，このような慢性疾患を有する患者の中には，うつ状態になる患者も散見されるが，運動による精神状態の改善効果が示されている[10]．ただし，運動療法群では，統計的にも有意なものではないものの，狭心症と思われる胸痛の出現が報告されている点には注意が必要である[12,13]．

このように，運動療法による腎機能悪化の加速，蛋白尿の増大が懸念され，進行した腎症には運動制限の必要性を唱えることが多かったが，少なくとも過去の研究結果からは，そのような腎予後に対する危険性は報告されておらず，蛋白尿に関しては長期的には改善する傾向にある．これらの背景には，糖脂質代謝異常の改善，血圧管理の改善，肥満の是正があり，長期的な予後が改善されている可能性がある．狭心症や下肢血流の問題，整形外科的問題，あるいは，特殊な状態での急激な腎障害の悪化を認めない限り，長期健康予後の改善を目的に，ある程度の運動療法を推奨するべきではないかと考えられる．少なくとも安易な運動制限は避けるべきである．

しかしながら，どの程度の運動強度が推奨されるのか，運動療法による長期的な腎予後などは依然として不明であるなど，現在のガイドラインを変えるようなエビデンスは報告されていないのが実状であり，これらの点に関しては今後，他施設を含めた大規模なエビデンスの構築をしていく必要がある．よって現時点では，以下のような意見に集約することになろう．糖尿病性腎症患者に対しては，従来は運動を制限すべきとの意見もあったが，過度の運動制限によって，体力や生活の質の低下などのデメリットの面が指摘され，近年では，適度な運動によって運動耐容能や生活の質の向上，精神状態の向上，糖代謝や脂質代謝の改善，血圧の改善などが期待されることから，急激な腎機能の悪化を招かない限り，適度な運動療法を指導することが望ましい．

## 運動療法の実際―リスク評価と注意事項―

実臨床において我々が診る糖尿病性腎症患者も高齢化してきており，患者背景に潜む病態も複雑化している．よって，運動療法を推奨することにより生じる種々の危険性も複雑化し，増える可能性がある．まずは，運動を推奨するか否か，どの程度の運動を推奨するべきか，腎症の病期以外の因子に関してリスク評価をしておく必要がある．何らかのリスクのために運動療法が推奨されない場合も出てくるが，この評価過程により，新たな健康問題を指摘し早期介入が可能となることは患者にとってのメリットであり，このような意味でも日常診療において，運動療法を念頭にそのリスク評価を行うことは診療上のメリットがある．**表6**には運動療法を指導する前に評価すべき問題点を，**表7**

**表6** 運動療法を指導する前に評価すべき医療上の問題点

1. 低血糖を起こしうる経口薬剤・インスリン製剤の投与: 運動日は減量も考慮
2. レニン・アンジオテンシン系阻害薬の投与: 脱水による腎機能障害の注意
3. βブロッカーの投与: 低血糖発作や心拍数過小評価による過剰運動の注意
4. 活動性の網膜症
5. 冠動脈疾患: リスクが高い患者では運動負荷試験による初期評価や循環器科主導の心臓リハビリテーションへの紹介も考慮
6. 下肢閉塞性動脈硬化症
7. 難治性高血圧，仮面高血圧
8. 高度貧血
9. 自律神経障害: 運動後，脱水時の起立性低血圧に注意

**表7** 運動療法を安全に行う上での患者への注意事項

1. 低血糖発作や心血管イベント発症などの緊急時に備え，糖尿病や腎疾患を有していること，通院している病院の情報，連絡先を含む個人情報がわかる身分証明書を携帯すること．
2. インスリン注射による治療を行っている場合は，脚など運動に使用する箇所への注射を避ける．できるだけ速攻型インスリン注射直後の運動は避ける．また，運動時にインスリン作用が増強することが経験上確認されている場合には，運動前のインスリン注射を30%程度減量することを指導し低血糖を予防する．
3. 低血糖予防のためのブドウ糖を携帯する．
4. 十分な水分補給が可能な状態での運動を行い，脱水を予防する．

には運動療法を安全に行う上での注意事項を列挙している．患者から運動療法の是非を問われた際や，積極的に運動療法を指導したい際には，**表6**，**表7**のようなことには最低限注意を払い指導する必要がある．

## 運動療法の実際―運動療法の処方―

より有効な運動療法のためには，全患者に画一的でなく，個々の患者背景に応じた処方を提案することが要求される．つまり，患者の年齢，腎症病期，前述したリスク評価の結果，患者の要求度や理想に応じて決定される必要がある．理想的には，急性期や慢性期の心臓リハビリテーションガイドラインのような指針の作成まで進むことが期待されるが，現時点ではそこまでに至るエビデンスもなく，実診療の中では，リスクを排除しながら，軽度の運動療法を開始したのちに，治療に必要な程度，患者が要求する程度のまでの強度に徐々に高めていくことが現実である．

共通して言えることは，まずは安全性確保のために，開始時に最高強度の運動を処方すべきではないということである．最初は，週に2～4回程度，1回に1時間程度の適度な有酸素運動から開始することを推奨する．1日の中での運動する時間に関しての質問もよく受けるが，基本的には，運動ができる時間があるのであればいつでもよい．しかし，冬の朝は急性冠症候群発症のリスクがあること，夏の日中は脱水による腎機能悪化のリスクがあること，夜間は視力障害などによる傷害や予期せぬ事故のリスクがあることから，もし可能であれば，まだ明るく気温も安定した夕方が望ましいのではないかと考える．

## ■ 運動の種類

　運動の種類に関しては患者の能力そして興味で決定すればよい．最低限，ほとんどの患者にはウォーキングを安全に推奨することができる．また，自転車，水泳，ジョギングといった有酸素運動も可能であれば推奨すべき運動の種類である．特に，下肢の神経障害を有する患者，腰椎や膝の整形外科的疾患を抱えていることで，ウォーキングを拒む患者には，下肢への負担が軽減される自転車や水泳を推奨してほしい．可能であれば，院内のリハビリテーション，あるいはスポーツジムのトレーナーなど，専門のアドバイザーの指導下で運動を続けることで，やる気向上心の維持がもたらされ，より良い健康予後の改善も期待される．

　このような有酸素運動に加え，リフティングなどの筋力強化プログラムを週の運動の中に取り入れることで，代謝改善のみならず，将来のフレイルやサルコペニアの予防に努めてほしい．強度としては通常の筋力トレーニングと同様に8～10回程度可能な強度で3セット行うことを推奨している．現在では加圧トレーニングなど，化学的な手法を組み入れた筋力トレーニング方法なども開発されており，筋力トレーニングの具体的な進め方に関しては，適切なリスク評価のもとで，時代に即した方法を組み込んでいけばよいと思われる．

　種々の疾患や加齢で運動機能が制限された患者にとっては，座位式での軽運動を推奨する．この運動は，有酸素運動前の準備運動としての位置づけだけでなく，関節可動域の維持や拡大などの目的にも利用できるため，特に高齢者には推奨したい運動療法の一つである．

## ■ 運動の強度

　運動強度のモニタリングにはいくつかの方法がある．最大心拍数の50％程度の運動で十分有益な効果を得られるとされているが，リスクの少ない患者には，最大心拍数の60～80％程度を維持するような運動を推奨したい．前述のリスク評価によって高リスクと判断された患者に対して，運動負荷試験を行わずに最大心拍数に至るような運動を課してはいけないが，最大心拍数の50％程度の運動であれば運動負荷試験なしに許可してもよいと考えている．

## ■ 運動時間と頻度

　運動の目的の一つは，糖代謝や脂質代謝異常の改善，肥満の改善による健康寿命の延長にある．このような目的に対しては，少なくとも最大心拍数の50

〜70％程度の適度な運動を週に150分以上，あるいは時間のない患者であれば，最大心拍数の70％以上の負荷での運動を週に75分以上行うことを推奨する．できることであれば，週に3回以上を行い，2日以上連続して運動しない日ができないような生活習慣を身につけることが望ましいとされている．

## 運動療法のまとめ

本稿の記載にあたり種々の文献検索を行ったが，糖尿病性腎症における運動療法に変革をもたらすような大きなエビデンスを示す研究がいまだ行われていないことが再認識された．高齢化社会に入り筋力低下は重大な健康問題となりつつある．食事療法などと同様に，今後は運動療法に関しても少しずつでもエビデンスが構築されていくことを期待したい．現状，ここに記載したように，安易な運動制限を推奨することなく，十分なリスク評価のもとに，適切な強度の運動療法を薦めていくことから始めてもらえれば幸いである．

## 文 献

1) Bodenheimer T, Wagner EH, Grumbach K. Improving primary care for patients with chronic illness. JAMA. 2002; 288: 1775-9.
2) Duncan I, Birkmeyer C, Coughlin S, et al. Assessing the value of diabetes education. Diabetes Educ. 2009; 35: 752-60.
3) Funnell MM, Brown TL, Childs BP, et al. National standards for diabetes self-management education. Diabetes Care. 2007; 30: 1630-7.
4) Heisler M, Resnicow K. Helping patients make and sustain health changes: a brief introduction to motivational interviewing. Clin Diabetes. 2008; 26: 161-5.
5) Funnell MM, Anderson RM. Changing healthcare systems and office practice to facilitate patient self-management. Curr Diab Rep. 2003; 3: 127-33.
6) Burant CF, ed. Medical management of type 2 diabetes. 7th ed. American Diabetes Association; 2012.
7) 日本糖尿病学会，編．糖尿病治療ガイド 2016-2017. 東京: 文光堂; 2016.
8) Van Huffel L, Tomson CR, Ruige J, et al. Dietary restriction and exercise for diabetic patients with chronic kidney disease: a systematic review. PLoS One. 2014; 9: e113667.
9) Leehey DJ, Moinuddin I, Bast JP, et al. Aerobic exercise in obese diabetic patients with chronic kidney disease: a randomized and controlled pilot study. Cardiovasc Diabetol. 2009; 8: 62.

10) Matsuoka K, Nakao T, Atsumi Y, et al. Exercise regimen for patients with diabetic nephropathy. J Diabet Complications. 1991; 5: 98-100.

11) Morales E, Valero MA, León M, et al. Beneficial effects of weight loss in overweight patients with chronic proteinuric nephropathies. Am J Kidney Dis. 2003; 41: 319-27.

12) Castaneda C, Layne JE, Munoz-Orians L, et al. A randomized controlled trial of resistance exercise training to improve glycemic control in older adults with type 2 diabetes. Diabetes Care. 2002; 25: 2335-41.

13) Sigal RJ, Kenny GP, Boulé NG, et al. Effects of aerobic training, resistance training, or both on glycemic control in type 2 diabetes: a randomized trial. Ann Intern Med. 2007; 147: 357-69.

［久米真司］

## 2 食事療法

### CKD および糖尿病性腎症の食事療法基準

**POINT▶**

- CKD では CKD 重症度分類の腎機能区分（ステージ），糖尿病性腎症では糖尿病性腎症病期分類に従って食事療法基準が作成されている．
- 標準的な食事療法としてのエネルギー，蛋白質，食塩，カリウムの摂取量が示されている．
- CKD と糖尿病性腎症の食事療法基準には若干の相違点はあるが，基本的に異なる点は少ない．
- 食事療法は蛋白質制限が中心で，エビデンスに基づく考え方も必要である．

慢性腎臓病（chronic kidney disease: CKD）は慢性腎炎などの慢性腎疾患だけではなく，二次性腎疾患を包括する概念であり，後者の代表として糖尿病性腎症がある．本書は糖尿病性腎症を対象としているが，一般臨床で狭義の糖尿病性腎症と糖尿病を合併した CKD との鑑別は必ずしも容易ではない．

個々の症例では，その時点の重症度あるいは病期を判定し，それに応じた治療を選択することが基本である．CKD には重症度分類，糖尿病性腎症には病期分類があるために，糖尿病を有する腎障害を，CKD と診断するか糖尿病性腎症と診断するかにより使用する分類も異なる．腎臓内科では CKD 重症度分類，糖尿病内科では糖尿病性腎症病期分類を使用されることが多い．

CKD 重症度分類と糖尿病性腎症病期分類がある以上，2 つの食事療法基準があることは現時点では止むを得ない問題である．しかし，多くの症例では両者の食事療法基準は一致するように配慮されており，また，食事療法は症例の病態や臨床経過により柔軟かつ適切に調整するべきことから，いずれを用いるかは個々の症例で判断する．

食事療法としては蛋白質を制限することが中心であるため，そのエビデンス

**表 1** CKD の食事療法基準（保存期 CKD）

| ステージ（GFR） | エネルギー (kcal/kg 体重 / 日) | 蛋白質 (g/kg 体重 / 日) | 食塩 (g/ 日) | カリウム (mg/ 日) |
|---|---|---|---|---|
| ステージ 1 (GFR≧90) | 25〜35 | 過剰な摂取をしない | 3≦ ＜6 | 制限なし |
| ステージ 2 (GFR60〜89) | | 過剰な摂取をしない | | 制限なし |
| ステージ 3a (GFR45〜59) | | 0.8〜1.0 | | 制限なし |
| ステージ 3b (GFR30〜44) | | 0.6〜0.8 | | ≦2,000 |
| ステージ 4 (GFR15〜29) | | 0.6〜0.8 | | ≦1,500 |
| ステージ 5 (GFR＜15) | | 0.6〜0.8 | | ≦1,500 |
| 5D (透析療法中) | 別表 | | | |

注）エネルギーや栄養素は，適正な量を設定するために，合併する疾患（糖尿病，肥満など）のガイドラインなどを参照して病態に応じて調整する．性別，年齢，身体活動度などにより異なる．

注）体重は基本的に標準体重（BMI＝22）を用いる．

**別表 CKD ステージによる食事療法基準**

| ステージ 5D | エネルギー (kcal/kgBW/ 日) | 蛋白質 (g/kgBW/ 日) | 食品 (g/ 日) | 水分 | カリウム (mg/ 日) | リン (mg/ 日) |
|---|---|---|---|---|---|---|
| 血液透析 (週 3 回) | 30〜35 [注1, 2)] | 0.9〜1.2 [注1)] | ＜6 [注3)] | できるだけ少なく | ≦2,000 | ≦蛋白質 (g) ×15 |
| 腹膜透析 | 30〜35 [注1, 2, 4)] | 0.9〜1.2 [注1)] | PD 除水量 (L)×7.5 +尿量 (L)×5 | PD 除水量 +尿量 | 制限なし [注5)] | ≦蛋白質 (g) ×15 |

注 1）体重は基本的に標準体重（BMI＝22）を用いる．
注 2）性別，年齢，合併症，身体活動度により異なる．
注 3）尿量，身体活動度，体格，栄養状態，透析間体重増加を考慮して適宜調整する．
注 4）腹膜吸収ブドウ糖からのエネルギー分を差し引く．
注 5）高カリウム血症を認める場合には血液透析同様に制限する．

（日本腎臓学会，編．慢性腎臓病に対する食事療法基準 2014 年版．東京: 東京医学社; 2014)[1]

をⅦ章に整理した．いずれの食事療法基準を使用する際にも，エビデンスを理解した治療の考え方が重要である．なお，海外の食事療法のガイドラインでも，CKD と糖尿病性腎症を区別するもの，両者を一括するものがあり統一されていない．

**表2** 糖尿病性腎症の食事療法基準

| 病期 | 総エネルギー[注1]<br>kcal/kg 体重 / 日 | 蛋白質<br>g/kg 体重 / 日 | 食塩相当量<br>g/ 日 | カリウム<br>g/ 日 |
|---|---|---|---|---|
| 第1期<br>(腎症前期) | 25〜30 | 20%エネルギー<br>以下 | 高血圧があれば<br>6g 未満 | 制限せず |
| 第2期<br>(早期腎症期) | 25〜30 | 20%エネルギー<br>以下[注3] | 高血圧があれば<br>6g 未満 | 制限せず |
| 第3期<br>(顕性腎症期) | 25〜30[注4] | 0.8〜1.0[注4] | 6g 未満 | 制限せず(高カ<br>リウム血症があ<br>れば<0.2) |
| 第4期<br>(腎不全期) | 25〜35 | 0.6〜0.8 | 6g 未満 | <1.5 |
| 第5期<br>(透析療法期) | 血液透析 (HD)[注5]<br>: 30〜35<br>腹膜透析 (PD)[注5]<br>: 30〜35 | 0.9〜1.2<br>0.9〜1.2 | 6g 未満[注6]<br>PD 除水量 (L)<br>×7.5 + 尿量<br>(L)×5g | <2.0<br>原則制限せず |

注1) 軽い労作の場合を例示した.
注2) 尿蛋白量, 高血圧, 大血管症の程度により運動量を慎重に決定する. ただし増殖網膜症を合併した症例では, 腎症の病期にかかわらず激しい運動は避ける.
注3) 一般的な糖尿病の食事基準に従う.
注4) GFR<45 では第4期の食事内容への変更も考慮する.
注5) 血糖および体重コントロールを目的として 25〜30 kcal/kg 体重 / 日までの制限も考慮する.
注6) 尿量, 身体活動度, 体格, 栄養状態, 透析間体重増加を考慮して適宜調整する.
(日本糖尿病学会, 編. 糖尿病治療ガイド 2016-2017. 東京: 文光堂; 2016)[2]

　本稿では, 糖尿病性腎症を含めた CKD の食事療法として「慢性腎臓病に対する食事療法基準 2014 年版」[1], 糖尿病性腎症における食事療法として「糖尿病治療ガイド 2016−2017」[2] の各々の考え方を対比するように解説する. 本項では透析期の CKD の食事療法は扱わない. また, 体重は (身長 m×身長 m× 22) で算出する標準体重のことである. なお, 蛋白質制限食と低蛋白質食は, 厳密にはその制限の程度により区別されるが, ここでは低蛋白質食 (low protein diet: LPD) と一括する.

　CKD の食事療法は「慢性腎臓病に対する食事療法基準 2014 年版」では **表1** の通りである. すなわち, CKD 重症度分類の推定糸球体濾過量 (estimated glomerular filtration rate: eGFR) による腎機能区分 (ステージ) により, エネルギー, 蛋白質, 食塩, カリウムの摂取量が示されている.

一方，糖尿病性腎症の食事療法は「糖尿病治療ガイド 2016-2017」では表2 の通りである．糖尿病性腎症の病期分類，すなわち第1期（正常アルブミン尿），第2期（微量アルブミン尿），第3期（顕性蛋白尿），第4期（尿中アルブミン・蛋白に関係なく eGFR が 30 mL/分/1.73 m² 未満）に従って，エネルギー，蛋白質，食塩，カリウムの摂取量が示されている．

## エネルギー

- CKD の基準では，ステージにかかわらず 25～35 kcal/kg 標準体重/日で指導し，身体所見や検査所見などの推移により適時に変更する．
- 糖尿病性腎症の基準では，第1～3期までは 25～30，第4期から 25～35 kcal/kg 標準体重/日とする．
- 健常者における目標 BMI を参考に，エネルギー量を調整する．

CKD の基準では，性，年齢，身体活動レベルなどを考慮するが，ステージにかかわらず 25～35 kcal/kg 標準体重/日で指導し，身体所見や検査所見などの推移により適時に変更する．個々の症例に対するエネルギー摂取量の設定のための計算式はいくつか存在するが，性・年齢階級・身体活動レベル別に適正なエネルギー量を単一の値として示すことは困難などの問題点がある．健常者では，「日本人の食事摂取基準（2015年版）」[3] において，年代による目標とする体格指数（body mass index: BMI）を達成するようにエネルギー摂取量を調整することが提唱されており 表3，糖尿病性腎症を含めた CKD

表3 健常者における目標とする BMI

| 年齢（歳） | 目標量とする BMI（kg/m²） |
|---|---|
| 18～49 | 18.5～24.9 |
| 50～69 | 20.0～24.9 |
| 70 以上 | 21.5～24.9 |

〔厚生労働省．日本人の食事摂取基準（2015年版）．2015〕[3]

においても，その考え方に準じて調整する．

　糖尿病性腎症の基準では，第1〜3期までは，25〜30 kcal/kg 標準体重 / 日である．これは軽い労作（デスクワークが多い職業など）を前提としており，基本となるエネルギー設定量である．症例により中労作（立ち仕事が多い職業など）の場合は30〜35，重労作（力仕事が多い職業など）の場合は35 kcal/kg 標準体重 / 日以上とする．CKD と第1〜3期の上限値が異なることは，血糖コントロールのためにエネルギー制限を強化するためである．なお，　表2　の脚注4にあるように，GFR<45 mL/ 分 /1.73 m$^2$ すなわちステージ G3b では蛋白質制限を0.6〜0.8 g/kg 標準体重 / 日に強化する場合があるので，異化亢進の悪化や後述するサルコペニア，フレイル，PEW の予防のために，第4期のエネルギー摂取量である25〜35 kcal/kg 標準体重 / 日に，すなわち上限値を引き上げる．

## ◆ 蛋白質

**POINT▶**

- CKD の基準では，標準的治療としての蛋白質摂取量は，ステージ G3a では0.8〜1.0，ステージ G3b 以降では0.6〜0.8 g/kg 標準体重 / 日で指導する．
- 糖尿病性腎症の基準では，第1〜2期で20%エネルギー以下，第3期で0.8〜1.0，第4期で0.6〜0.8 g/kg 標準体重 / 日で指導する．
- 厳格な LPD は，特殊食品の使用経験が豊富な腎臓専門医と管理栄養士による継続的な患者指導のための整備された診療システムが不可欠である．
- LPD の実際に際しては，アミノ酸スコアや食品個々の消化吸収率も考慮する．

　CKD の基準では，標準的治療としての LPD は，ステージ G3a では0.8〜1.0，G3b 以降では0.6〜0.8 g/kg 標準体重 / 日で指導する．糖尿病性腎症の基準については，糖尿病治療ガイド 2014-2015 までは，第1〜2期は0.8〜

| 表4 | 健常者におけるエネルギー産生栄養素バランス | | |
| --- | --- | --- | --- |

| | 目標量 %表示 | | |
| --- | --- | --- | --- |
| | 蛋白質 | 脂質 | 炭水化物 |
| 18歳以上 | (推奨量は男性60g, 女性50g)<br>13〜20 | 20〜30<br>(飽和脂肪酸は7以下) | 50〜65 |

〔厚生労働省. 日本人の食事摂取基準（2015年版）. 2015〕[3]

1.0 g/kg 標準体重/日と数値的には一致していた. しかし, 同ガイド2016-2017 では, 20%エネルギー以下と表記が変更になった 表2 . このことは, 健常者を対象とした厚生労働省の「日本人の食事摂取基準（2015年版）」において, エネルギー産生栄養素バランス 表4 が示されたことから, 糖尿病性腎症のない糖尿病である第1〜2期は, その基準に合わせたからである. なお, 第3期では0.8〜1.0, 第4期では0.6〜0.8 g/kg 標準体重/日であり, %エネルギーでは表示されていない.

　ちなみに, 上記の 表4 における目標量とは, 生活習慣病の予防を目的として, 特定の集団において, その疾患のリスクや, 代理指標となる生体指標の値が低くなると考えられる栄養状態が達成できる量のことである. 推奨量とは, 母集団に属するほとんどの人（97〜98%）が充足している量のことである.

　また, 進行したCKDにおいて厳格なLPD（0.6 g/kg 標準体重/日未満）を行う場合には, 特殊食品の使用経験が豊富な腎臓専門医と管理栄養士による継続的な患者指導のための整備された診療システムが不可欠である.

　さらに, 摂取蛋白質を制限する際には, アミノ酸スコア, 消化吸収率, 両因子を積算したスコアの高い食品が有利である. アミノ酸スコアは, 基準となるWHO/FAO/UNU などのアミノ酸パターンがしばしば改訂されていること, その成人の基準値に議論のあることなどに注意が必要である. 最近は, 化学的分析によるアミノ酸スコアよりも, 消化吸収率との積算スコアの方がより正確な評価法と考えられている. 一般に, これらの数値は, 植物性蛋白質よりも動物性蛋白質の方が高いことが知られている. 蛋白質制限の食事指導においては, アミノ酸スコアや食品個々の消化吸収率も考慮する.

# ナトリウム（食塩）

## POINT▶

- CKD の基準では，ステージにかかわらず 6 g/ 日未満とし，3 g/ 日未満の過度の食塩制限は推奨されていない．
- ステージ G1〜G2 で高血圧や体液過剰を伴わない場合には，過剰摂取を避けることを優先する．
- 糖尿病性腎症の基準では，第 1〜2 期では高血圧の有無を考慮するが，第 3 期以降は 6 g/ 日未満とする．

　CKD の基準では，ステージにかかわらず 6 g/ 日未満とし，3 g/ 日未満の過度の食塩制限は推奨されていない．ただし，ステージ G1〜G2 で高血圧や体液過剰を伴わない場合には，過剰摂取を避けることを優先し，日本人の食事摂取基準の性別の目標量を当面の達成目標としてもよい．ちなみに，同基準 2015 年版のそれは，男性で 8 g/ 日，女性で 7 g/ 日である．糖尿病性腎症の基準では，第 1〜2 期は高血圧があれば 6 g/ 日未満とし，第 3 期以降では一律に 6 g/ 日未満である．

　糖尿病性腎症を含めた CKD では腎のナトリウム保持能が低下しており，実際に低ナトリウム血症の頻度は高ナトリウム血症のそれより高く，血清ナトリウム値と総死亡のリスクとの間には U 字型の関係があり，低ナトリウム血症では高ナトリウム血症と同様に総死亡のリスクが増加することが報告されている．このため，摂取制限をしていなくても，摂食量の低下により結果的に上記のような過度の制限になる状況を避けることが重要である．特に低血圧，利尿薬の使用，高齢者などでは十分な注意が必要である．

## ■ カリウム

### POINT▶

- CKD の基準では，ステージ G3a までは制限せず，G3b では 2,000 mg/日以下，G4～G5 では 1,500 mg/日以下を目標とする．糖尿病性腎症の基準でも同様である．
- 血清カリウム値を参考にレニン・アンジオテンシン系阻害薬などの薬剤の副作用や高カリウム血症をきたす合併症をチェックし，必要に応じて食事のカリウム摂取量を制限する．

　腎機能の低下により高カリウム血症の頻度は増加し，その場合には予期せぬ不整脈などを惹起するリスクがある．このため，CKD の基準では，ステージ G3a までは制限せず，G3b では 2,000 mg/日以下，G4～G5 では 1,500 mg/日以下を目標とする．糖尿病性腎症の基準では，表記の単位は異なるが，内容的には CKD のそれと同様である．

　いずれにしても，血清カリウム値を参考にレニン・アンジオテンシン系阻害薬などの薬剤の副作用や高カリウム血症をきたす合併症をチェックし，必要に応じて食事のカリウム摂取量を制限することが重要である．また，蛋白質の制限によって同時にカリウムも制限されるため，具体的な食事指導には画一的ではない総合的な対応が必要である．

## ■ リン

### POINT▶

- 蛋白質の指導と関連して考慮し，1 日の総摂取量と検査値を合わせて評価する．
- リンの利用率と蛋白のアミノ酸スコアを合わせて，摂取蛋白質を選択する．

血清リン値は，独立した CKD の進行因子であることが明らかにされているが，摂取リン量は蛋白質量と密接に関連しているので，糖尿病性腎症を含めた CKD の食事療法基準としてリンだけの摂取量を示せる状況にはない．このため，蛋白質の指導と関連して考慮し，1 日の総摂取量と検査値を合わせて評価し，必要に応じてリン吸着薬も使用して，血清リン値を基準値内に保つようにする．

なお，蛋白質 1 g あたりのリンは約 15 mg であるが，厳密には 3 つの供給源により生物学的利用率が異なり，植物性食品では 20〜40%，動物性食品では 40〜60%，食品加工に用いられる無機リンでは 90% 以上となっている．さらに，食品個々のリン／蛋白質比率は食品群によって異なるため，リンの利用率と蛋白のアミノ酸スコアを合わせて，摂取蛋白質を選択することが必要である．また，食品添加物由来の無機リンも問題であるが，日本食品標準成分表ではこれらの食品添加物も含めて分析値を示されていることから，食品個々の添加物（無機リン）量だけを論じることは困難である．

## ■ CKD および糖尿病性腎症における LPD に関するエビデンス

### POINT▶

- 腎代替療法までの期間延長については十分なエビデンスがある．
- 腎機能抑制効果については，多様性の高い 2 型糖尿病性腎症ではエビデンスが乏しいが，非糖尿病 CKD と 1 型糖尿病性腎症では有効であると考えられる．
- 尿蛋白（アルブミン）量の減少については，有効ではあるというエビデンスは乏しい．
- サルコペニア，フレイル，PEW などの発症に十分に注意する．

糖尿病性腎症を含めた CKD の食事療法の中心は蛋白質制限であるので，そのエビデンスについて解説する．蛋白質については，腎のアウトカムが重要で大きく分けて，尿蛋白（アルブミン）量の減少，腎機能低下の抑制，腎代替療法までの期間延長である．LPD のエビデンスの質は後者の方で高いので，そ

の順に記述する．なお，エビデンスの個々の根拠と文献については，「エビデンスに基づく CKD 診療ガイドライン 2013」[4]，特にその構造化抄録を参照いただきたい．

## 腎代替療法までの期間延長

1900 年代初頭の腎臓病学の教科書に，すでに末期腎不全における治療として LPD が記載されている．その当時の蛋白質推奨量は 20〜30 g/ 日であることが多く，尿毒症の改善に有効であることが認識されている．その後の教科書では，GFR が 10 mL/ 分以下では 20〜40 g/ 日とするものが多い．1960 年代から慢性血液透析が普及することに伴い，食事療法の臨床研究が行われるようになった．蛋白質の制限の程度については，エビデンス，サプリメント併用の有無，後述の栄養障害の懸念などの面から議論が続いているが，末期腎不全における LPD の意義は変わっていない．

現時点で，ランダム化比較試験のメタ解析として，LPD は腎死率を 32% 低減することが報告されている [5]．進行したステージ G4〜G5 を中心とした解析結果であるが，その至適な蛋白質量は明らかにはされていない．海外では，ケト酸アナログのサプリメントを併用した厳しい LPD は，厳密に選択された症例において腎代替療法までの期間を延長するという考え方がある [6]．ケト酸アナログは窒素を含まず，生体内の他のアミノ酸のアミノ基を転移することによって必須アミノ酸を合成し窒素平衡を改善する．しかし，本邦では市販されていないことから，日常診療で使用することはない．一方，本邦ではサプリメントを使用せず，低蛋白質特殊食品を積極的に使用した 0.6 g/kg 標準体重 / 日未満の厳しい LPD によって，ステージ G5 の CKD の腎機能が安定したという報告がある [7]．現時点ではリスクとベネフィットを判断するのに十分なエビデンスではなく，特別な治療と考えられる．

## 腎機能低下の抑制

上記のように慢性透析療法の普及により尿毒症状による死亡が激減し，1980 年代から食事療法の臨床試験がさかんに行われ，腎疾患における腎機能，特に GFR 低下の抑制効果が焦点となった．現在まで約 30 年以上が経過したが，その結果の解釈については議論がある．薬物療法の臨床研究と異な

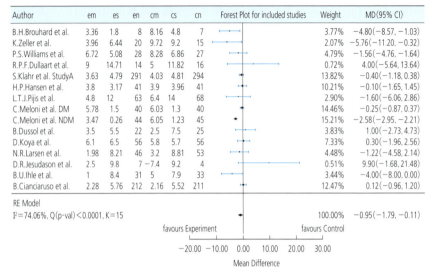

**図1** CKDにおけるLPDのGFR低下に対する効果のメタ解析
(Rughooputh MS, et al. PLoS One. 2015; 10: e0145505)[8]

り，食事療法において2群間で比較検討する場合に，各々で設定した蛋白質摂取量の遵守と維持が困難な点がある．多くの臨床研究で，LPD群の実際の蛋白質摂取量は設定量よりも多く，両群間の差がなくなる研究もある．また，摂取量の評価として，食事調査と蓄尿による評価方法があるが問題点もある．前者は数日から週単位の食事内容を記述あるいは写真で記録し，管理栄養士が摂取蛋白質量を評価する方法である．この問題点としては，日間や週間の変動が大きいこと，過小申告のあることが知られている．後者は，蓄尿から尿中尿素窒素排泄量を測定し，Maroniの式から算出する方法である．蓄尿を正確に行うために患者教育が必須であるが，窒素出納が平衡状態であることを前提にしているため，蛋白質やエネルギーの摂取量の不足，ステロイド療法や熱傷などによって体蛋白質の異化が亢進している場合には，実際の摂取量を過大評価することが問題である．なお，高度蛋白尿（もしくはネフローゼ症候群）の患者では，上式に1日尿蛋白排泄量を加算する考え方もある．

　GFR低下の抑制に関しては，15研究の1965症例を対象としたメタ解析[8]で，LPDによるGFRの低下は$-0.95$ mL/分/$1.73 m^2$/年（95% CI: $-1.790$, $-0.11$）P=0.03と有意であった（図1）．また，原疾患別には，非糖

尿病CKDと1型糖尿病性腎症では−1.50 mL/分/1.73 m²/年（P=0.02）と有意であったが，2型糖尿病性腎症では−0.17 mL/分/1.73 m²/年（P=0.85）と有意ではなかった．さらに2型糖尿病性腎症では，観察期間が24カ月以上，GFRが60 mL/分以上，年齢が45歳以上のサブグループでも有意ではなかった．現時点では，LPDの腎機能抑制効果は，多様性の高い2型糖尿病性腎症では乏しいが，非糖尿病CKDと1型糖尿病性腎症では有効であると考えられる．

## 尿蛋白（アルブミン）量の減少

CKDの早期，特に腎機能が良好な場合は，原疾患による様々な治療法が選択され，薬物療法として副腎皮質ステロイド，免疫抑制薬，抗血小板薬，レニン・アンジオテンシン系阻害薬などが用いられる．そのため，食事療法だけでCKDの尿蛋白量を検討する臨床試験は容易ではなく，限定した腎疾患を対象

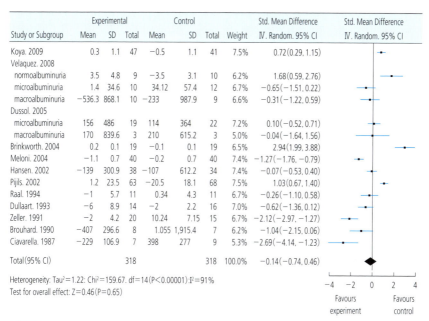

図2 糖尿病性腎症のLPDの糖尿病性腎症の尿蛋白（アルブミン）に対する効果のメタ解析
(Nezu U, et al. BMJ Open. 2003; 3: e002934)[11]

とされることが多い．一方，腎機能が低下した CKD では，上記の薬物療法は安定し，食事療法が中心になることが多い．後者の報告として，ステージ G4 〜G5 で平均尿蛋白量が 1.57 g/ 日の CKD を対象とした LPD のランダム化比較試験[9] では，両群間の尿蛋白量に差はなかった．

一方，糖尿病性腎症では，尿アルブミンを指標にした研究の報告は数多く，LPD は有効であるというメタ解析[10] があったが，その後のメタ解析[11] では有効ではなかった 図2 ．いずれでも，統計上の強い異質性が指摘されており，2 型糖尿病自体が多様性に富む疾患であること，尿蛋白（アルブミン）量の評価が濃度や排泄率などと評価方法の異なることなどが関与していると考えられる．

## サルコペニア，フレイル，protein-energy wasting（PEW）

筋量，筋力，身体活動量の低下を病態とするサルコペニア，それらに加えて疲労感などの自覚症状も含むフレイルが，高齢化に伴って問題となっている．これらが CKD に合併する頻度は高く，しかも CKD の進行とともにそれらの頻度が増加することが報告されている．また，LPD の継続中に腎機能低下に

**表5** Protein-energy wasting の診断基準

| 血液生化学 | 血清アルブミン値＜3.8 g/dL<br>血清プレアルブミン（トランスサイレチン）値＜30 mg/dL（維持透析患者のみ）<br>血清コレステロール値＜100 mg/dL |
|---|---|
| 体格 | BMI＜23[注]<br>意図しない体重減少＞3 カ月で 5% or 6 カ月で 10%<br>体総脂肪率＜10% |
| 筋肉量 | 筋肉量の減少＞3 カ月で 5% or 6 カ月で 10%<br>上腕周囲面積の減少＞人口の 50 パーセンタイルで 10%<br>クレアチニン産生量 |
| 食事量 | 食事療法をしない状況下で，<br>蛋白質摂取量＜0.8 g/kg 体重 / 日が 2 カ月以上（透析患者）<br>　　　　　　　＜0.6 g/kg 体重 / 日（CKD ステージ 2〜5）<br>エネルギー摂取量＜25 kcal/kg 体重 / 日が 2 カ月以上 |

注）BMI はアジアではこれより小さいことが望ましい．
（Fouque D, et al. Kidney Int. 2008; 73: 391-8)[14]

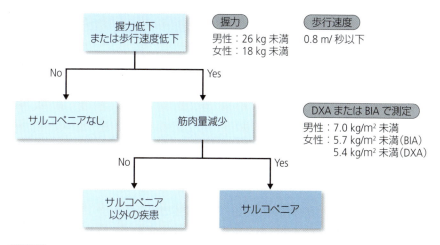

**図3** サルコペニアの診断基準
(日本サルコペニア・フレイル学会, 編. サルコペニア診療ガイドライン 2017 年版. 東京: ライフサイエンス出版; 2017)[13]

よる食欲低下や摂食量の低下なども加わり, 蛋白質だけではなくエネルギー摂取量も低下し, その結果として発症する protein-energy wasting (PEW) という病態 表5 [14] も注目されている. これらの病態はお互いにオーバーラップしているが, CKD における頻度の高いこと, 生命予後や要介護のリスクの高いことが問題である. サルコペニアの診断基準については, アジア・サルコペニア・ワーキンググループの基準[12] を, 「サルコペニア診療ガイドライン 2017 年版」が推奨している 図3 [13]. フレイルの診断基準については, 2018 年春発刊の「フレイル診療ガイド 2018 年版」を参照していただきたい. なお, 本邦における PEW の診断基準は, 現時点では一定の見解を得ていない. 食事療法で LPD を実施する際には, これらの予防と発症に十分に注意する必要がある. その対策については喫緊の問題であり, 現在関連学会で検討中である.

## 体重の取り扱い方

**POINT▶**

- 現時点では，食事療法の際に用いる体重は標準体重（BMI＝22）を用いる．
- 今後の研究により CKD や糖尿病性腎症で「目標とする BMI の幅」が明らかにされることが期待される．

　本項の体重は，標準体重を用いることは前述の通りである．しかし，CKD で目標とする体重は個々の症例で異なるので，体重よりは BMI で考える方が適切であるが，現時点で CKD で目標とする BMI の範囲については結論が出ていない．今後，大規模データなどにより CKD や糖尿病性腎症で「目標とする BMI の幅」が明らかにされることが期待される．

　さらに，BMI より適切に体組成を反映する指標の方が望ましいとも考えられるが，この点も含めて今後の研究の発展に期待したい．以上の詳細については，「慢性腎臓病に対する食事療法基準 2014 年版」の"第 3 章　CKD における適正な体重に関する検討報告"を参照いただきたい．

## 注目されている問題および今後の食事療法の展望

**POINT▶**

- エネルギー産生栄養素（蛋白質，脂質，炭水化物）バランスの検討も必要である．
- 糖尿病における炭水化物制限の議論もさかんであるが，糖尿病性腎症においてもその長期的なエビデンスの蓄積，また糖の質の検討も必要である．

　糖尿病では血糖管理および体重管理の点から炭水化物の摂取量が注目されているが，少なくとも現時点では糖尿病性腎症や CKD では推奨されていない．その理由は，糖尿病に対して炭水化物制限を行い，糖尿病性腎症および CKD

に対して蛋白質制限を合わせて行えば，栄養素としては脂質を増加せざるを得ない．その場合の脂質プロフィールの問題および動脈硬化の発症と進行のリスクが，長期的な観点から十分に明らかにされていない．

一方，糖尿病に対して SGLT2 阻害薬の使用が可能になって，同薬物の効果によるものか炭水化物の相対的な摂取比率の低下によるものかは明らかではないが，糖尿病性腎症の腎機能保護効果が報告[15]されている．同薬による結果としての炭水化物制限により血中あるいは尿中のケトン体の増加することが報告されている．このケトン体の生体内での役割とも関連して，今後 SGLT2 阻害薬の腎機能保護効果の機序を解明することが必要である．

さらに，炭水化物制限をする場合，制限する糖質の種類については，十分なエビデンスがない．また，糖質の種類（特に果糖）と腎障害の発症・進展との関係，およびその機序についていまだ明らかにされていない点が多く，今後の研究の発展に期待したい．


以上，糖尿病性腎症も含めた CKD の食事療法について概説した．食事療法には特有の問題があり，エビデンスの評価や臨床での実践は必ずしも容易ではない．しかし，治療の根幹であることには変わりはなく，患者と家族，医師，管理栄養士などがさらに協力して，今後の研究をより推進し，わが国のエビデンスが確立することを期待したい．

## 📖 文 献

1) 日本腎臓学会，編. 慢性腎臓病に対する食事療法基準 2014 年版. 東京: 東京医学社; 2014.
2) 日本糖尿病学会，編. 糖尿病治療ガイド 2016-2017. 東京: 文光堂; 2016.
3) 厚生労働省. 日本人の食事摂取基準（2015 年版）. 2015.
4) 日本腎臓学会，編. エビデンスに基づく CKD 診療ガイドライン 2013. 東京: 東京医学社; 2013.
5) Fouque D, Laville M. Low protein diets for chronic kidney disease in non diabetic adults. Cochrane Database Syst Rev. 2009;（3）: CD001892.
6) Aparicio M, Bellizzi V, Chauveau P, et al. Do ketoanalogues still have a role in delaying dialysis initiation in CKD predialysis patients? Semin Dial. 2013; 26: 714-9.
7) Ideura T, Shimazui M, Morita H, et al. Protein intake of more than 0.5 g/

kg BW/day is not effective in suppressing the progression of chronic renal failure. Contrib Nephrol. 2007; 155: 40-9.

8) Rughooputh MS, Zeng R, Yao Y. Protein diet restriction slows chronic kidney disease progression in non-diabetic and in type 1 diabetic patients, but not in type 2 diabetic patients: A meta-analysis of randomized controlled trials using glomerular filtration rate as a surrogate. PLoS One. 2015; 10: e0145505.

9) Cianciaruso B, Pota A, Bellizzi V, et al. Effect of a low- versus moderate-protein diet on progression of CKD: follow-up of a randomized controlled trial. Am J Kidney Dis. 2009; 54: 1052-61.

10) Pan Y, Guo LL, Jin HM. Low-protein diet for diabetic nephropathy: a meta-analysis of randomized controlled trials. Am J Clin Nutr. 2008; 88: 660-6.

11) Nezu U, Kamiyama H, Kondo Y, et al. Effect of low-protein diet on kidney function in diabetic nephropathy: meta-analysis of randomised controlled trials. BMJ Open. 2003; 3: e002934.

12) Chen LK, Liu LK, Woo J, et al. Sarcopenia in Asia: consensus report of the Asian Working Group for Sarcopenia. J Am Med Dir Assoc. 2014; 15: 95-101.

13) 日本サルコペニア・フレイル学会, 編. サルコペニア診療ガイドライン2017年版. 東京: ライフサイエンス出版; 2017.

14) Fouque D, Kalantar-Zadeh K, Kopple J, et al. A proposed nomenclature and diagnostic criteria for protein-energy wasting in acute and chronic kidney disease. Kidney Int. 2008; 73: 391-8.

15) Wanner C, Inzucchi SE, Lachin JM, et al. Empagliflozin and progression of kidney disease in type 2 diabetes. N Engl J Med. 2016; 375: 323-34.

［鈴木芳樹］

第 **V** 章

Chapter V

# 治療②： 血圧管理

**POINT▶**

- 厳格な血糖・血圧管理と生活習慣適正化で少なくとも微量アルブミン尿期まであれば，糖尿病性腎症の発症と進展阻止だけでなく寛解導入までもが期待しうる．
- 腎症の有無にかかわらず，高血圧合併糖尿病の降圧目標は 130/80 mmHg 未満に設定されている．
- 第一選択降圧薬として RA 系阻害薬が推奨される．
- RA 系阻害薬による腎症発症抑制効果については確立されていない．
- 糖尿病患者の腎障害が多様化しており，血圧管理についても，年齢，合併症などを勘案した個別化治療が重要である．

　腎臓病が，長い年月を経て末期腎不全に至る以前に，脳卒中，心血管病 (cardiovascular disease: CVD) 発症と関連していることが判明してきた．早期から腎障害を検知し予防，治療を行うことの重要性が認識され，慢性腎臓病 (chronic kidney disease: CKD) 概念が提唱された．糖尿病性腎症は独立した疾患概念ではあるが，広義では CKD に含まれる．

　2013～2014 年，世界の主要な高血圧ガイドラインが改定された．糖尿病合併高血圧，CKD・糖尿病性腎症合併高血圧の降圧療法の指針も変更された．本邦の最新のガイドラインが日本高血圧学会による「高血圧治療ガイドライン 2014 (JSH2014)」[1] と日本腎臓学会の「エビデンスに基づく CKD 診療ガイドライン 2013 (CKD 診療 GL2013)」[2] である．両者は相次いで発表されたが，両作成委員会がコンセンサス会議を持つことで，その骨子において齟齬はなく整合性がよく保たれている **表1**．

**JCOPY** 498-22436

139

## 表1 JSH2014 および CKD 診療ガイドライン 2013

| JSH2014 | | | エビデンスに基づく CKD 診療ガイドライン 2013 | |
|---|---|---|---|---|
| 糖尿病（+） | | 130/80 mmHg 未満 | 糖尿病合併 CKD 全ての A 区分 | 130/80 mmHg 未満を推奨 |
| 糖尿病（−） | 蛋白尿無 | 140/90 mmHg 未満 | 糖尿病非合併 CKD 全ての A 区分において | 140/90 mmHg 未満を維持するよう推奨する |
| | 蛋白尿有 | 130/80 mmHg 未満 | A2, A3 区分において | 130/80 mmHg 未満を目指すことを推奨する |

・JSH2014 における蛋白尿: 尿蛋白・尿クレアチニン値比 0.15 g/gCr 以上
・CKD 診療ガイドライン 2013 における A2 区分: 尿蛋白・尿クレアチニン値比 0.15〜0.49 g/gCr
　　　　　　　　　　　　　　　　　A3 区分: 尿蛋白・尿クレアチニン値比 0.5 g/gCr 以上

　糖尿病性腎症は，早期から心血管病を高率に合併し，かつ腎不全への移行率も高い．腎症は糖尿病による細小血管障害に他ならず，その発症早期から心血管病発症リスクが高いことは，むしろ当然である．高い心血管病の合併率，末期腎不全の第一の原因疾患であること，不良な生命予後を勘案すると，本症はCKD の中でも最も中核に位置する疾患であるといえよう．

　一般的に微量アルブミン尿の存在により早期腎症と診断されるが，微量アルブミン尿の正常下限値以下の超微量アルブミン尿域から心血管病リスクが亢進する．糖尿病性腎症は末期腎不全の第一の原因疾患であると同時に，早期から心血管を高率の合併し，生命予後も不良である．予防と治療の原則は，①厳格な血糖管理，②厳格な降圧: レニン・アンジオテンシン系（RA 系）阻害薬が第一選択薬，③脂質代謝などの代謝異常の適正化，④体重適正化である．病態を理解し適切な治療を行えば，腎症の発症予防，進展阻止，寛解・退縮の導入も可能である．早期診断が重要であり，微量アルブミン尿測定を怠ってはならない．

## 治療の基本方針

　糖尿病性腎症を含むCKD診療の目標は，脳卒中や虚血性心疾患等の心血管病の予防と腎不全への進行抑制にある．

　降圧療法の3原則は，①24時間にわたる安定した厳格な降圧の達成，②レニン・アンジオテンシン系（RA系）の制御，③アルブミン尿・蛋白尿の減少・正常化にある．

　CKD合併高血圧では，レニン・アンジオテンシン系（RA系）阻害薬，すなわちACE阻害薬あるいはアンジオテシンⅡ受容体ブロッカー（ARB）が第一選択薬として推奨されている．

## 糖尿病性腎症の基盤病態

### 腎内微小血行動態の異常

　糖尿病発症早期から，代謝異常と並行して，腎内の血行動態変化が生じる．その特徴は，自動調節能の破綻による糸球体内圧の上昇（糸球体高血圧：glomerular hypertension）である．内圧上昇によってGFRが亢進するため糸球体高血圧は糸球体過剰濾過（glomerular hyperfiltration）と同義である[3]．過剰濾過を反映して糸球体あるいは腎臓自体も肥大する 図1 [4]．本来，適応機転であるが，次第に糸球体構築変化をもたらし，ついには糸球体硬化に至る．

　糖尿病では複数のメカニズムにより自動調節能が破綻する．①近位尿細管におけるブドウ糖再吸収亢進に随伴したブドウ糖-Na 共輸送体（SGLT）を介したNa再吸収，緻密斑NaCl濃度の低下，これに後続するtubulo-glomerular feedback（TGF）機構を介した輸入細動脈血管抵抗の減弱，②輸入細動脈におけるprostaglandin産生の亢進，膜電位依存性Caチャネルの機能異常による筋原性反応（myogenic reaction）の障害，③高インスリン血症（インスリン抵抗性）による近位尿細管Na再吸収亢進によるTGFを介した輸入細動脈拡張，などである[5]．

　糖尿病は低レニン状態であるが，腎組織の組織レニン・アンジオテンシン系

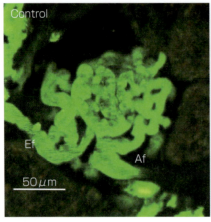
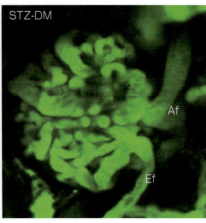

**図1** 糖尿病における糸球体の構築変化

糖尿病では早期から輸入細動脈の拡張，輸出細動脈の収縮傾向，糸球体の肥大を認める．糖尿病ラットに FITC 標識デキストランを投与し，血流を可視化し，2-photon レーザー顕微鏡で，生体腎の糸球体をリアルタイムで「生きたまま」観察した[4]．ストレプトゾトシン誘導糖尿病モデル，4週間後．×50

(RA 系) はむしろ亢進している．糖尿病ではレニンの前駆体プロレニンは高値を示す[6]．またインスリン抵抗性は輸出細動脈の拡張能を障害し，腎交感神経活性化は輸出細動脈血管抵抗を増強し，糸球体内圧を上昇させる．

このように RA 系活性化，インスリン抵抗性，交感神経系活性化が輻輳しながら，糖尿病性腎症の発症と進展の基盤病態を形成することになる 図2 ．

## 血管内皮機能障害

糖尿病では血管内皮機能障害が早期から生じている．NO 産生酵素である NOS 蛋白は，同一酵素内に酸化と還元能を有する酵素である．補酵素 $BH_4$ 不足状態では，NADPH 酸化により生じた電子は酸素分子に供与され，$O_2^-$ が生成される (uncoupling)．Satoh らは糖尿病ラット糸球体では NAD (P) H oxidase のみならず，NOS からも $O_2^-$ が産生されていることを見出した[7, 8]．補酵素 $BH_4$ の減少による eNOS uncoupling によることが判明した．$BH_4$ 投与により尿中アルブミン排泄量も減少した[9]．

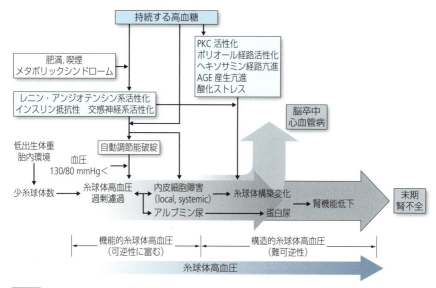

**図2** 糖尿病性腎症の発症，進展のメカニズム

糖尿病性腎症は，①腎内血行動態異常（糸球体高血圧），②高血糖による諸種の代謝異常を2大基盤病態として発症，進展する．輸入細動脈の自動調節能が破綻すると糸球体血圧は全身血圧依存性となり，130/80 mmHg 未満の降圧が必要となる．糸球体高血圧と内皮（機能）障害が重複すると，アルブミン尿が出現する．さらに蛋白尿へ移行し腎不全へと至る．当初は可逆性に富む「機能的」糸球体高血圧であるが，糸球体構築変化が進行すると「構造的」糸球体高血圧に移行し，より難治性となる．（柏原直樹．糖尿病患者の腎臓を守ろう．In：慢性腎臓病 CKD：病態理解に基づいた予防と治療のあり方．東京：メディカルレビュー社；2009. p.25-39 より一部改変）[3]

## 糖尿病性腎症における血圧管理：130/80 mmHg 未満の厳格な降圧が必要

　腎症合併の有無にかかわらず，糖尿病では 130/80 mmHg 未満の降圧目標が設定されている．JSH2014 では CKD，アルブミン尿の有無とは全く別に糖尿病合併高血圧の降圧療法にあり方について，活発な議論が展開された．

　従来の糖尿病患者を対象として降圧療法の有効性を検証した大半の臨床試験において，実際に 130/80 mmHg 未満にまで降圧し得た臨床試験はほとんどなく，厳格な降圧の有効性について確実な根拠は希薄であった．

　ACCORD-BP 試験[10] では厳格降圧群（平均達成血圧 119.3/64.4 mmHg）

で通常降圧群（133.5/70.5 mmHg）と比較して複合心血管イベントの抑制効果を示せず，むしろ重篤な有害事象が増大したという結果であった．一方，本邦に多い脳卒中については厳格群で有意な減少が認められた．微量アルブミン尿については両群間で差はなく，蛋白尿については厳格群で有意な減少を認めた．本研究を契機として，糖尿病合併高血圧患者を対象とし135/80 mmHg未満の降圧が達成できた13試験のメタ解析結果も同様であった[11]．この解析においても蛋白尿減少に関しては厳格降圧が有用であることが示された．これらの結果を受けて，最近発表された欧米の各種ガイドラインでは糖尿病患者における降圧目標値が140/80-85 mmHg未満に上方修正された．

　しかしながら，本邦は欧米とは異なり依然として脳卒中発症が虚血性心疾患・心筋梗塞等よりも数倍高いことが久山町研究や吹田研究で示されている．このような疾患構成の相違に鑑み，本邦ではJSH2009の降圧目標を踏襲し，130/80 mmHg未満が設定された．

　一方で，糖尿病非合併CKDの場合，JSH2013では蛋白尿（−）の場合，140/90 mmHg未満とし，蛋白尿（＋）の場合，降圧目標を130/80 mmHg未満とされた．糖尿病非合併CKDで，蛋白尿（−）の場合，130/80 mmHg未満の厳格な降圧の有用性（CVD発症予防，ESRD進展抑制）を示すエビデンスは乏しい．

## 糖尿病性腎症の第一選択薬: RA系阻害薬

　腎症合併の有無によらず，糖尿病合併高血圧における降圧薬の第一選択薬はRA系阻害薬が推奨されている．高血圧患者における2型糖尿病発症抑制作用（サブ解析が主体），インスリン抵抗性改善作用などが考慮され，RA系阻害薬が推奨された．

　腎症を合併した場合は，少なくとも微量アルブミン尿期（早期腎症）以降ではRA系阻害薬が第一選択薬として推奨されている（推奨グレードA）．一方，正常アルブミン尿の糖尿病合併CKDにおいてもRA系阻害薬が第一選択薬として推奨されているが，推奨グレードはC1（科学的根拠はない・弱いが，推奨される）にとどまる．糖尿病患者においてRA系阻害薬の腎症発症抑制（アルブミン尿出現抑制）効果については相反する結果が報告されており，確

定的ではない.

## 糖尿病性腎症進展抑制, 重症化抑制効果

糖尿病性腎症の進展阻止効果については, 1 型糖尿病, 2 型糖尿病ともに数多くの臨床研究により RA 系阻害薬の有用性が証明されている.

まず, 2 型糖尿病による早期腎症（第 2 期）を対象とする代表的大規模臨床研究から以下の結果を得ている. IRMA-2 研究では ARB であるイルベサルタンが尿中アルブミン排泄量（urinary albumin exretion: UAE）を有意に抑制した[12].

微量アルブミン尿から蛋白尿を呈する顕性腎症への移行率をみると, プラセボ群 14.9％に対して, イルベサルタン 150 mg 群と 300 mg 群では, 血圧値は同等であったが, 各々 9.7％, 5.2％と用量に依存して進行が抑制された. INNOVATION 研究も日本人の正常血圧も含む早期腎症を対象としたものである. プラセボ群では 44.2％が顕性腎症に移行したのに対してテルミサルタン 40 mg, 80 mg を使用することにより各々 21.0％（NNT 3.66）, 11.9％（NNT 3.01）に抑制された. NNT の低さも注目される[13].

顕性腎症期（第 3 期）においても RA 系阻害薬の腎保護作用が証明されている. RENAAL 研究は血清クレアチニン 1.9 mg/dL 程度の進行した糖尿病性腎症を対象としている. ロサルタン群ではプラセボ群に比較してクレアチニンの 2 倍化, 末期腎不全への移行, 死亡からなる複合エンドポイントを 16％減少させた. サブ解析では, 尿蛋白減少率と腎予後との間に正の相関があることも示されている[14]. 同様に. IDNT 研究ではイルベサルタンの腎障害進展抑制効果が報告されている. オルメサルタンを用いた ORIENT 研究では GFR 低下速度の遅延と同時に心血管イベントの抑制効果が示された[15].

RA 系阻害薬の効果には人種差が存在しアジア人, とりわけ日本人においてその効果が顕在化することも知られている.

## 糖尿病性腎症の発症抑制効果

RA 系阻害薬が腎症の進展抑制のみならず, 発症をも抑制しうることが一部で示唆されている. 高血圧を合併する 2 型糖尿病を対象にした BENEDICT 研究では, ACE 阻害薬であるトランドラプリルが微量アルブミン尿の発症を

抑制しうることが示された[16].

一方，正常血圧の1型糖尿病を対象とした試験では，ロサルタン投与によって微量アルブミン尿の発症がむしろ加速された[17].本試験の平均HbA1cは8.6％と高く，血糖管理は不良である．一方，血圧値は120/70 mmHgと正常である．血糖管理が不良な正常血圧1型糖尿病ではARBが腎症発症抑制効果を示すことができなかったと理解しうる．一方，BENEDICT研究は平均150/87 mmHgと高血圧合併2型糖尿病を対象としている．その平均HbA1cは5.8％であり，血糖管理は良好である．

なぜ両研究で逆の結果が得られたのか．輸出細動脈拡張作用が強調される余り，看過されがちであるが，RA系阻害薬は糸球体の前方に位置する血管系も広く拡張させ，腎血流量を増加させる．結果としてGFRが増加する[18].1型糖尿病はインスリン抵抗性を有さず，早期ではもっぱら，血糖依存性に自動調節能が破綻し，輸入細動脈が拡張する．

同じ糖尿病であってもBENEDICT研究の状況は大きく異なる．まずインスリン抵抗性が基盤に存在する2型糖尿病を対象としている．血糖管理自体は良く，高血糖によって直接惹起される過剰濾過の影響は小さいと考えられる．血圧は高い．2型糖尿病において高血圧によって惹起される腎症については，RA系阻害薬が有効であることを示した研究結果であると解釈できる．

## 降圧薬併用療法

RA系阻害薬を第一選択薬として使用し，降圧不十分な場合は，第二選択薬として長時間作用型Ca拮抗薬，サイアザイド系利尿薬（サイアザイド類似薬を含む）（CKD G1～G3区分），ループ利尿薬（CKD G4, G5区分）による併用療法を考慮する．ループ利尿薬単剤で体液量コントロールが困難であれば，サイアザイド系利尿薬の併用も認められるが，eGFR低下や低K血症には注意する必要がある．RA系阻害薬に少量利尿薬を併用するとより大きな尿蛋白減少作用が得られるが，GFR低下をきたすことも少なくない．前値と比して30％未満であり，かつ非進行性であれば長期的な腎機能予後はむしろ良好である．事実，糖尿病性腎症を対象としたRA系阻害薬の臨床試験では，大半の症例にRA系阻害薬に少量の利尿薬が併用されていた．

## RA 系阻害薬と利尿薬の併用のアドバンテージ

糖尿病性腎症患者は食塩感受性高血圧を呈することが多い．食塩感受性は夜間血圧異常（non-dipper など）の原因となり，同時に RA 系阻害薬の降圧力を減弱させ，応答率を低下させる要因ともなる．夜間血圧は通常，昼間覚醒時血圧と比較して 10〜20％低下する（dipper）．夜間降圧度の小さい non-dipper 型，逆に夜間血圧上昇を示す riser 型では，脳卒中，心血管病，認知機能障害発症のリスクが増大する．non-dipper 型夜間高血圧はアルブミン尿発症リスクでもある．

利尿薬は夜間血圧異常の是正に優れ，RA 系阻害薬の降圧力回復，応答率改善を補助する．

利尿薬は腎血流量を減少させるため，RA 系を活性化させる．輸出細動脈血管抵抗が亢進し，これが安全弁として機能し糸球体内圧を維持し GFR が保持される．利尿薬を RA 系阻害薬と併用した場合，体液量減少時の安全弁としての RA 系が作動しないため，GFR 維持が困難となる．RA 系阻害薬と利尿薬併用により蛋白尿抑制効果が増大するものの，GFR がより大きく低下するのはこのためである．高齢者などでは低 Na 血症リスクも増大する．

利尿薬の蛋白尿抑制効果は，RA 系阻害薬との併用により顕在化され，GFR 低下を必然的に伴う．利尿薬の「腎保護作用」は蛋白尿減少作用を介して発揮されることが期待できる．腎不全進行の最大要因である蛋白尿を減少させるベネフィットと，有害事象リスクを個々に勘案する必要があろう．

減塩が RA 系阻害薬の臓器保護効果を増強することも示されている．RENAAL 試験と IDNT 試験の参加者の中で 24 時間蓄尿を実施し得た患者を対象とした解析結果が報告されている．食塩摂取量で 3 分位に分けると ARB 治療群については食塩摂取量が最も少ない群で腎イベントも心血管イベントも最も低いことが示された．

アルブミン尿を呈する高血圧合併 2 型糖尿病患者を対象として ACE 阻害薬ベナゼプリル＋アムロジピン併用とベナゼプリル＋ヒドロクロロチアジド併用の効果を比較したのが，GUARD 試験である．無作為二重盲検法で 2 群に割り付けられた．一次エンドポイントは 52 週後のアルブミン尿である．観察期間は 1 年間であった．

両群においてほぼ同等の降圧効果を認めた．両群ともにベースライン値と比較すると有意に尿中アルブミン排泄量の低下を認めたが，ヒドロクロロチアジド併用群で−72.1％，アムロジピン併用群−40.5％と前者がより大きくアルブミン尿を減少させた（P<0.0001）．微量アルブミン尿例で解析すると，正常アルブミン尿への寛解率はヒドロクロロチアジド併用群で69.2％，アムロジピン併用群 47.8％（P=0.0004）と利尿薬併用群が有意に優れていた．一方，観察終了時の顕性アルブミン尿へ移行率では両群間に有意な差を認めなかった．

　二次アウトカムとして eGFR 変化が解析されている．アムロジピン併用群では−2.03±14.2 mL/ 分 /1.73 m$^2$，ヒドロクロロチアジド併用群で−13.64±16.1 mL/ 分 /1.73 m$^2$（P<0.0001）と有意にアムロジピン併用群で eGFR が保持されていた．

　両群間で蛋白尿減少効果と GFR 保持能の間に相反する結果が得られた．年余の経過でみた場合，RA 系阻害薬と利尿薬，RA 系阻害薬と Ca 拮抗薬，どちらが腎機能予後を改善させ得るのか，課題が残された．

## Ca 拮抗薬併用のアドバンテージ

　腎内血管系には輸入細動脈に至るまで広く L 型 Ca チャネルが分布している．通常ジヒドロピリジン系 Ca 拮抗薬（CCB）が使用され，全て L 型に作用する．CCB は腎血流を増加させ，有効糸球体濾過面積も増大させる．傍尿細管毛細血管血流を増加させるため，Na 再吸収抑制（利尿）作用，間質虚血の軽減作用も有している．ここまでの作用はいずれも腎保護上，有益な作用である．

　ところが，一部の臨床研究では，RA 系阻害薬と比較して蛋白尿減少作用に劣るばかりか，むしろ蛋白尿を増加させることが報告されている．なぜだろうか？　非 CKD の高血圧患者に CCB を投与しても，決して蛋白尿を惹起することはない．高齢者ではむしろ，緩徐に GFR を改善させることすら示されている．CCB の腎保護上の不利益を示した臨床研究には共通点がある．いずれも一定以上の蛋白尿を呈する CKD が対象となっているのである．つまり糸球体高血圧（＝蛋白尿）を有する症例では，CCB は蛋白尿をさらに増加させる可能性が示唆されているのである．その理由を以下のように考察できる．

蛋白尿を有するCKDでは輸入細動脈の自動調節能が破綻しており，全身血圧がより直接，糸球体に負荷される状況下にある．CCBは輸入細動脈の自動調節能を解除する方向に働き，腎血流量を増加させる．この際，輸出細動脈の収縮機序（アンジオテンシンII，交感神経系活性化，インスリン抵抗性など）が解除されなければ，全身の動脈圧が負荷されるため，かえって糸球体内圧が上昇し蛋白尿が増加する．このような場合も十分な降圧が達成できていれば，蛋白尿が低下することも示されている．理由は同じである．

したがって，一定以上の蛋白尿を呈するCKDにCCBを使用する場合は，①長時間作用型（交感神経系活性化少ない），②十分な降圧を達成する（動脈圧が糸球体内圧に伝搬されやすい），③輸出細動脈拡張作用が期待できるサブクラス（T型，N型，交感神経系活性化抑制作用を有するもの）を選択することが望ましい．

高齢者（腎血流量減少），動脈硬化性腎硬化症などでは，CCBがその強みを最もよく発揮でき，第一選択といえる．これらの症例にCCBを使用することで予期しない急性腎障害をきたすことはなく，腎に関して極めて安全性の高い選択である．

## RA系阻害薬の併用療法

蛋白尿減少作用については，RA系阻害薬の優位性は確立されている．しかもその効果は降圧度以上にRA系阻害薬の用量に依存することが示されており，蛋白尿の減少を指標として十分量（高用量）の使用が推奨されている．

作用機序の異なるRA系阻害薬を併用（double blockade）することでより包括的RA系阻害が可能となり，理論的には相加・相乗的臓器保護効果を期待しうる．

併用療法の有効性に最終的な確証を得るべく，大規模な国際的多施設共同二重盲検が実施された．しかしながら，期待に反して併用療法の有効性を示すことはできなかった．そればかりか，有害事象リスクが増大することさえ，示されるに至った．

### ■ RA系阻害薬併用療法への警鐘

#### ONTARGET試験

RA系阻害薬併用の有用性を確定するために行われたのが，ONTARGET

(Ongoing Telmisartan Alone and in combination with Ramipril Global Endopint Trial) 試験であった[19].

本試験は心血管イベントの高リスク患者を対象に，テルミサルタンが ramipril と非劣性であることを検証し，非劣性が認められた場合，両者の併用が ramipril 単独よりも有効であることを検討した試験である．主要評価項目は，心血管死，非致死的心筋梗塞，非致死的脳卒中等の複合心血管イベントの発症に設定された．

主要評価項目について心血管イベント発生率は，ramipril 単独群と比較して併用群の有効性が示せず，むしろ高カリウム血症（カリウム値＞5.5 mmol/L）などの有害事象が増加した．さらに二次評価項目である腎機能障害は併用群においてむしろ増加することが示された．

二次エンドポイントである透析あるいは Cr2倍化，および急性血液透析数も併用群において，ramipril 群と比して有意にイベント数の増加を認めた．以上のように腎機能予後に関して，ONTARGET 試験では併用療法の有用性を示すことはできなかった．一方，アルブミン尿，蛋白尿の増加抑制に関しては併用療法の有意な効果が示された．

### ■ レニン阻害薬

アリスキレンは RA 系阻害薬との併用時にも血漿レニン活性（PRA）を抑制するのが特徴である．

レニン阻害薬と他の RA 系阻害薬との併用の有用性の期待が高まる中で，実施されたのが，Aliskiren Trial in Type 2 Diabetes Using Cardio-Renal Endpoints（ALTITUDE）試験であり．ところが，本試験も期待を裏切る結果となった[20].

中間解析において，対照群と比較して，複合一次エンドポイントに有意差がなく，高カリウム血症，低血圧などの有害事象がアリスキレン（追加）投与群で多く認められ，早期中止となった．

### VA-NEPHRON-D 試験

Veterans Affairs（VA）NEPHROpathy iN Diabetes（VA NEPHRON-D Study）は顕性アルブミン尿を呈し，eGFR 30〜89.9 mL/ 分 /1.73 m$^2$ の 2 型糖尿病患者を対象として，ロサルタンと ACE 阻害薬リシノプリル併用による腎保護効果の検証を目的に開始された．本試験も併用群において急性腎障害

(acute kidney injury: AKI), 高カリウム血症を生じたため, 2013 年初頭に中断を余儀なくされた.

RA 系阻害薬の併用療法は専門医が慎重に患者を選択して実施することが許容される治療選択肢といえよう.

## 📖 文 献

1) 日本高血圧学会高血圧治療ガイドライン作成委員会. 高血圧治療ガイドライン 2014. 東京: ライフサイエンス出版; 2014.

2) エビデンスに基づく CKD 診療ガイドライン作成委員会, 日本腎臓学会. エビデンスに基づく CKD 診療ガイドライン 2013. 日腎会誌. 2013; 55: 585-860.

3) 柏原直樹. 糖尿病患者の腎臓を守ろう. In: 慢性腎臓病 CKD: 病態理解に基づいた予防と治療のあり方. 東京: メディカルレビュー社; 2009. p.25-39.

4) Satoh M, Kobayashi S, Kuwabara A, et al. In vivo visualization of glomerular microcirculation and hyperfiltration in streptozotocin- induced diabetic rats. Microcirculation. 2010; 17: 103-12.

5) Parving HH, Kastrup H, Smidt UM, et al. Impaired autoregulation of glomerular filtration rate in type 1 (insulin-dependent) diabetic patients with nephropathy. Diabetologia. 1984; 27: 547-52.

6) Ichihara A, Kaneshiro Y, Takemitsu T, et al. The (pro) renin receptor and the kidney. Semin Nephrol. 2007; 27: 524-8.

7) Satoh M, Fujimoto S, Haruna Y, et al. NAD (P) H oxidase and uncoupled nitric oxide synthase are major sources of glomerular superoxide in rats with experimental diabetic nephropathy. Am J Physiol Renal Physiol. 2005; 288: F1144-52.

8) Satoh M, Fujimoto S, Arakawa S, et al. Angiotensin II type 1 receptor blocker ameliorates uncoupled endothelial nitric oxide synthase in rats with experimental diabetic nephropathy. Nephrol Dial Transplant. 2008; 23: 3806-13.

9) Kidokoro K, Satoh M, Channon KM, et al. Maintenance of endothelial guanosine triphosphate cyclohydrolase I ameliorates diabetic nephropathy. J Am Soc Nephrol. 2013; 24: 1139-50.

10) Cushman WC, Evans GW, Byington RP, et al. Effects of intensive blood-pressure control in type 2 diabetes mellitus. N Engl J Med. 2010; 362: 1575-85.

11) Bangalore S, Kumar S, Lobach I, et al. Blood pressure targets in subjects with type 2 diabetes mellitus/impaired fasting glucose: observations from traditional and bayesian random-effects meta-analyses of randomized tri-

als. Circulation. 2011; 123: 2799–810, 9 p following 810.

12) Andersen S, Brochner-Mortensen J, Parving HH. Kidney function during and after withdrawal of long-term irbesartan treatment in patients with type 2 diabetes and microalbuminuria. Diabetes Care. 2003; 26: 3296–302.

13) Makino H, Haneda M, Babazono T, et al. Prevention of transition from incipient to overt nephropathy with telmisartan in patients with type 2 diabetes. Diabetes Care. 2007; 30: 1577–8.

14) Brenner BM, Cooper ME, de Zeeuw D, et al. Effects of losartan on renal and cardiovascular outcomes in patients with type 2 diabetes and nephropathy. N Engl J Med. 2001; 345: 861–9.

15) Imai E, Chan JC, Ito S, et al: ORIENT study investigators. Effects of olmesartan on renal and cardiovascular outcomes in type 2 diabetes with overt nephropathy: a multicentre, randomised, placebo-controlled study. Diabetologia. 2011; 54: 2978–86.

16) Ruggenenti P, Fassi A, Ilieva AP, et al. Preventing microalbuminuria in type 2 diabetes. N Engl J Med. 2004; 351: 1941–51.

17) Mauer M, Zinman B, Gardiner R, et al Renal and retinal effects of enalapril and losartan in type 1 diabetes. N Engl J Med. 2009; 361: 40–51.

18) Hollenberg NK, Fisher ND. Renal circulation and blockade of therenin-angiotensin system. Is angiotensin-converting enzyme inhibition the lastword? Hypertension. 1995; 26: 602–9.

19) Yusuf S, Teo KK, Pogue J, et al. Telmisartan, ramipril, or both in patients at high risk for vascular events. N Engl J Med. 2008; 358: 1547–59.

20) Parving HH, Brenner BM, McMurray JJ, et al. Cardiorenal end points in a trial of aliskiren for type 2 diabetes. N Engl J Med. 2012; 367: 2204–13.

［柏原直樹］

# 治療③：血糖管理と新しい治療法の開発

## 1 G1〜G3a の血糖コントロール

- 糖尿病性腎症を含めた細小血管合併症の発症・進展阻止を目標として，HbA1c 7.0%未満の血糖コントロールを目指す．
- eGFR の低下例では，患者背景を考慮しつつ低血糖のリスクも念頭におき，慎重な血糖管理を行う必要がある．

　糖尿病性腎症は長期間持続する糖代謝異常により発症・進展し，慢性の経過をとる疾患であり，網膜症および神経障害とともに糖尿病の3大合併症の一つである．糖尿病性腎症では，長期間持続する高血糖に起因する細胞内代謝異常により，①ポリオール代謝異常や protein kinase C（PKC）の活性化，②酸化ストレス（reactive oxygen species: ROS）と最終糖化産物（advanced glycation end products: AGEs）の生成，③糸球体過剰濾過や糸球体高血圧などが，それぞれ単独，あるいは相互に作用し，腎臓の機能的および組織学的異常を惹起する．また，上記①〜③によって惹起される慢性炎症も腎症の進展に非常に重要な要因となる[1]．高血糖は腎症の成因の最上流に位置することから，腎症の治療において血糖値を良好に維持することは，腎症進展抑制上，ひいては患者予後ならびに医療費抑制の観点からも重要である．

　本稿では，CKD の重症度分類の G1〜G3a における血糖コントロールと腎症の発症・進展抑制についてのエビデンスを中心に概説する．

## 糖尿病性腎症の病期分類

　糖尿病性腎症では，アルブミン尿の増加や腎機能低下に伴い心血管疾患に伴う死亡率も増加するため（心腎連関）[2]，腎イベント（eGFR半減・透析導入），心血管イベントおよび総死亡も勘案して，糖尿病性腎症の病期分類が改訂された 表1 [3]．

　第1〜3期までは，GFRが30 mL/分/1.73 m$^2$以上で，アルブミン尿や尿蛋白の程度により，第1期（腎症前期），第2期（早期腎症期），第3期（顕性腎症期）に分類される．アルブミン尿や尿蛋白の程度にかかわらずGFRが30 mL/分/1.73 m$^2$で第4期（腎不全期），さらに透析療法中であれば第5

表1 糖尿病性腎症病期分類 2014[注1]

| 病期 | 尿アルブミン値（mg/gCr）<br>あるいは<br>尿蛋白値（g/gCr） | GFR（eGFR）<br>（mL/分/1.73 m$^2$） |
|---|---|---|
| 第1期（腎症前期） | 正常アルブミン尿（30未満） | 30以上[注2] |
| 第2期（早期腎症期） | 微量アルブミン尿（30〜299）[注3] | 30以上 |
| 第3期（顕性腎症期） | 顕性アルブミン尿（300以上）<br>あるいは<br>持続性蛋白尿（0.5以上） | 30以上[注4] |
| 第4期（腎不全期） | 問わない[注5] | 30未満 |
| 第5期（透析療法期） | 透析療法中 | |

注1：糖尿病性腎症は必ずしも第1期から順次第5期まで進行するものではない．本分類は，厚労省研究班の成績に基づき予後（腎，心血管，総死亡）を勘案した分類である（URL:http://mhlw-grants.niph.go.jp/, Wada T, et al; The Research Group of Diabetic Nephropathy, Ministry of Health, Labour, and Welfare of Japan. Clin Exp Nephrol. 2014; 18: 613-20.

注2：GFR 60 mL/分/1.73 m$^2$未満の症例はCKDに該当し，糖尿病性腎症以外の原因が存在し得るため，他の腎臓病との鑑別診断が必要である．

注3：微量アルブミン尿を認めた症例では，糖尿病性腎症早期診断基準に従って鑑別診断を行った上で，早期腎症と診断する．

注4：顕性アルブミン尿の症例では，GFR 60 mL/分/1.73 m$^2$未満からGFRの低下に伴い腎イベント（eGFRの半減，透析導入）が増加するため注意が必要である．

注5：GFR 30 mL/分/1.73 m$^2$未満の症例は，尿アルブミン値あるいは尿蛋白値にかかわらず，腎不全期に分類される．しかし，特に正常アルブミン尿・微量アルブミン尿の場合は，糖尿病性腎症以外の腎臓病との鑑別診断が必要である．

〔糖尿病性腎症合同委員会．糖尿病性腎症病期分類 2014 の策定（糖尿病性腎症病期分類改訂）について．糖尿病．2014; 57: 529-34 より（一部改変）〕

期（透析療法期）と分類する．なお，本稿で述べる CKD の重症度分類における，G1〜G3a は糖尿病性腎症の病期分類上は，第 1〜3 期で eGFR 45 mL/分 /1.73 m$^2$ 以上の症例が該当する．The American Diabetes Association の Standards of Medical Care in Diabetes−2017 では，病歴 5 年以上の 1 型糖尿病，すべての 2 型糖尿病および高血圧を合併した糖尿病患者では少なくとも 1 年に 1 回の尿中アルブミン（クレアチニン比）と eGFR を測定することが推奨されている[4]．糖尿病性腎症により腎不全，透析に至った患者の生命予後は不良であるため，糖尿病の診療においては，定期的に腎症の評価を行い糖尿病性腎症の早期診断に努めるとともに，病期に適した治療を開始して腎症の進行を抑制することが重要である．

## 治療方針

糖尿病性腎症の治療は，血糖コントロールを中心として，レニン・アンジオテンシン（RA）系阻害薬を用いた血圧管理，脂質管理，および食事療法（病期に応じた蛋白質摂取制限）が基本となる．糖尿病性腎症に対する集約的治療の重要性については，集約的治療と早期腎症の寛解に関する報告が近年になって相次いでいることからも明らかである．Perkins ら[5] は早期腎症を伴う 1 型糖尿病患者では，血糖，血圧および脂質の管理により高率にアルブミン尿が陰性化することを報告した．一方，2 型糖尿病では，Steno type 2 randomized study[6] で早期糖尿病性腎症に対する集約的治療により，腎症の進展抑制と心血管イベントの抑制効果が示されている．このような集約的治療を効率よく行っていく上で，医師，看護師，薬剤師および管理栄養士が連携してチーム医療を行うことが，日常診療上非常に重要である．

## 血糖コントロールの目標値

これまでに，1 型糖尿病を対象とした DCCT[7] や 2 型糖尿病を対象とした UKPDS[8]，ADVANCE[9]，Kumamoto Study[10] によって，糖尿病の細小血管合併症の発症・進展阻止における血糖コントロールの重要性が示されてきた．Kumamoto study や他の大規模 study の結果を踏まえて，腎症を含めた

| 患者の特徴・<br>健康状態[注1)] | | カテゴリーⅠ<br>①認知機能正常<br>（かつ）<br>②ADL自立 | カテゴリーⅡ<br>①軽度認知障害～軽度<br>認知症<br>（または）<br>②手段的ADL低下，<br>基本的ADL自立 | カテゴリーⅢ<br>①中等度以上の認知症<br>（または）<br>②基本的ADL低下<br>（または）<br>③多くの併存疾患や<br>機能障害 |
|---|---|---|---|---|
| 重症低血糖<br>が危惧され<br>る薬剤（イ<br>ンスリン製<br>剤，SU薬，<br>グリニド薬<br>など）の<br>使用 | なし<br>[注2)] | 7.0%未満 | 7.0%未満 | 8.0%未満 |
| | あり<br>[注3)] | 65歳以上<br>75歳未満<br>7.5%未満<br>（下限6.5%） ／ 75歳以上<br>8.0%未満<br>（下限7.0%） | 8.0%未満<br>（下限7.0%） | 8.5%未満<br>（下限7.5%） |

**図1** 高齢者糖尿病の血糖コントロール目標（HbA1c値）

治療目標は，年齢，罹病期間，低血糖の危険性，サポート体制などに加え，高齢者では認知機能や基本的ADL，手段的ADL，併存疾患なども考慮して個別に設定する．ただし，加齢に伴って重症低血糖の危険性が高くなることに十分注意する．

[注1)]：認知機能や基本的ADL（着衣，移動，入浴，トイレの使用など），手段的ADL（IADL：買い物，食事の準備，服薬管理，金銭管理など）の評価に関しては，日本老年医学会のホームページ（http://www.jpn-geriat-soc.or.jp/）を参照する．エンドオブライフの状態では，著しい高血糖を防止し，それに伴う脱水や急性合併症を予防する治療を優先する．

[注2)]：高齢者糖尿病においても，合併症予防のための目標は7.0%未満である．ただし，適切な食事療法や運動療法だけで達成可能な場合，または薬物療法の副作用なく達成可能な場合の目標を6.0%未満，治療の強化が難しい場合の目標を8.0%未満とする．下限を設けない．カテゴリーⅢに該当する状態で，多剤併用による有害作用が懸念される場合や，重篤な併存疾患を有し，社会的サポートが乏しい場合などには，8.5%未満を目標とすることも許容される．

[注3)]：糖尿病罹病期間も考慮し，合併症発症・進展阻止が優先される場合には，重症低血糖を予防する対策を講じつつ，個々の高齢者ごとに個別の目標や下限を設定してもよい．65歳未満からこれらの薬剤を用いて治療中であり，かつ血糖コントロール状態が図の目標や下限を下回る場合には，基本的に現状を維持するが，重症低血糖に十分注意する．グリニド薬は，種類・使用量・血糖値等を勘案し，重症低血糖が危惧されない薬剤に分類される場合もある．【重要な注意事項】糖尿病治療薬の使用にあたっては，日本老年医学会編「高齢者の安全な薬物療法ガイドライン」を参照すること．薬剤使用時には多剤併用を避け，副作用の出現に十分に注意する．

（日本老年医学会・日本糖尿病学会，編・著．高齢者糖尿病診療ガイドライン2017．東京：南江堂；2017．p.46より転載）

　細小血管合併症の発症・進展阻止のための血糖コントロールとして HbA1c＜7.0％が提唱されている（熊本宣言 2013）．腎症の発症・進展を抑制するためには，厳格な血糖コントロールをできるだけ早期から開始することが重要であ

る．しかしながら，高齢者においては低血糖時の自覚症状が出にくいため，薬剤選択によっては厳格な血糖コントロールにより重症低血糖をきたしやすくなる．また，認知症の合併や ADL の低下がある場合においては，自己管理が困難となるなどの問題も生じる．このような高齢者特有の問題点に対応するため，2016 年 5 月に日本糖尿病学会と日本老年医学会の合同委員会から「高齢者糖尿病の血糖コントロール目標」が作成されており 図1 ，個々の高齢者ごとに治療目標を設定して安全な治療を行うことが必要となる．

## 血糖コントロールと腎症の進展抑制

　DCCT study では，1 型糖尿病患者 1,441 例を 1 日 3 回以上のインスリン注射またはインスリンポンプ療法を用いた強化インスリン療法群（目標 HbA1c＜6.05％）と従来療法群へ無作為に割り付け平均 6.5 年間観察し，試験終了後に引き続いて行われた EDIC study では，両群とも強化インスリン療法を行いさらに追跡された．DCCT study において血糖値を厳格にコントロールした強化インスリン療法群では，試験終了後の追跡期間（EDIC study）に HbA1c 値はほぼ従来療法とほぼ同等となったにもかかわらず，ア

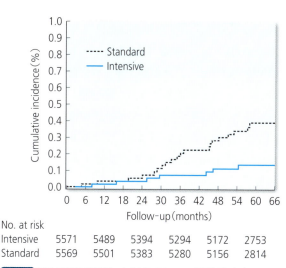

図2 ADVANCE 試験における ESRD の累積発症率
(Perkovic V, et al. Kidney Int. 2013; 83: 517-23)[9]

## A Microalbuminuria

| Study or Subgroup | Intensive Therapy Events | Intensive Therapy Total | Standard Therapy Events | Standard Therapy Total | Weight, % | Risk Ratio M-H, Random (95% CI) |
|---|---|---|---|---|---|---|
| ACCORD | 720 | 3250 | 828 | 3273 | 27.3 | 0.88 (0.80-0.96) |
| ADVANCE | 1318 | 5571 | 1434 | 5569 | 29.3 | 0.92 (0.86-0.98) |
| Kumamoto | 5 | 52 | 11 | 50 | 1.3 | 0.44 (0.16-1.17) |
| UKPDS 33 | 368 | 2277 | 172 | 938 | 19.6 | 0.88 (0.75-1.04) |
| UKPDS 34 | 79 | 342 | 95 | 411 | 12.2 | 1.00 (0.77-1.30) |
| VADT | 43 | 442 | 61 | 463 | 7.6 | 0.74 (0.51-1.07) |
| VA Feasibility Trial | 7 | 42 | 30 | 46 | 2.5 | 0.26 (0.13-0.52) |
| Total (95% CI) | | 11976 | | 10750 | 100.0 | 0.86 (0.76-0.96) |
| Total events | 2540 | | 2631 | | | |

Heterogeneity: $\tau^2=0.01$; $\chi_6^2=16.71$; $P=0.01$; $I^2=64\%$
Test for overall effect; $z=2.60$; $P=0.009$

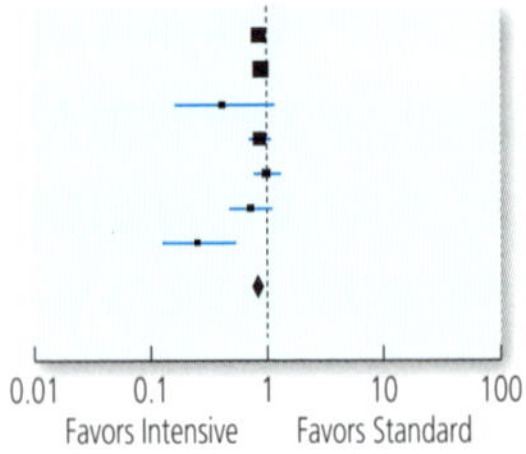

## B Macroalbuminuria

| Study or Subgroup | Intensive Therapy Events | Intensive Therapy Total | Standard Therapy Events | Standard Therapy Total | Weight, % | Risk Ratio M-H, Random (95% CI) |
|---|---|---|---|---|---|---|
| ACCORD | 195 | 4397 | 272 | 4424 | 39.3 | 0.72 (0.60-0.86) |
| ADVANCE | 230 | 5571 | 292 | 5569 | 42.5 | 0.79 (0.67-0.93) |
| Kumamoto | 0 | 52 | 4 | 50 | 0.2 | 0.11 (0.01-1.94) |
| UKPDS 33 | 72 | 2277 | 33 | 938 | 10.4 | 0.90 (0.60-1.35) |
| VADT | 20 | 693 | 36 | 703 | 6.2 | 0.56 (0.33-0.96) |
| VA Feasibility Trial | 3 | 24 | 10 | 28 | 1.4 | 0.35 (0.11-1.13) |
| Total (95% CI) | | 13014 | | 11712 | 100.0 | 0.74 (0.65-0.85) |
| Total events | 520 | | 647 | | | |

Heterogeneity: $\tau^2=0.00$; $\chi_5^2=5.73$; $P=0.33$; $I^2=13\%$
Test for overall effect; $z=4.24$; $P=0.001$

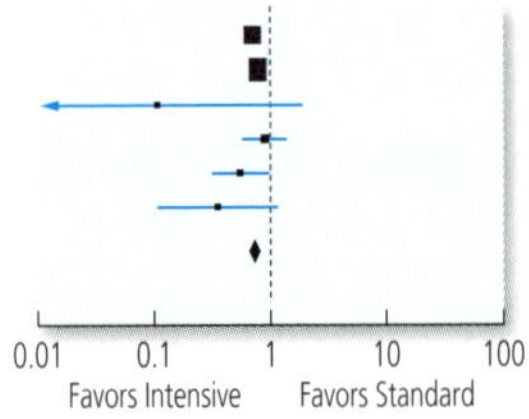

**図3** Microalbuminuria（A）と macroalbuminuria（B）に対する pooled risk ratio
（Coca SG, et al. Arch Intern Med. 2012; 172: 761-9）[14]

ルブミン尿の増加が有意に少なく[11]，GFR の低下も抑制され[12]，早期から厳格な血糖管理を行う重要性が示された．心血管リスク因子を有する 2 型糖尿病患者対象とした ADVANCE 試験でも，HbA1c 6.5%以下を目標とした強化療法群では標準療法群に比し，末期腎不全（腎代替療法の導入）の発現リスクが 65%有意に減少することが報告された **図2** [13]．さらに 19 歳以上の 2 型糖尿病患者を対象とした RCT についてのメタ解析において，強化療法では（試験期間中の HbA1c 中央値 6.4～7.4%）では標準療法と比較し，microalbuminuria，macroalbuminuria いずれの発症リスクも減少することが報告されている **図3** [14]．

## ■ 血糖コントロール上の留意点

　心血管疾患または心血管疾患のリスクを有する 2 型糖尿病患者を対象とした ACCORD 試験において，HbA1c 6.0%未満を目標とした強化療法群では，

標準療法（目標 HbA1c 7.0〜7.9%）と比較し，死亡率が有意に増加すること
が 2008 年に報告されたが[15]，その後に CKD 合併患者と非合併者に分けた
検討がなされた（CKD 合併者を① eGFR≧90 mL/ 分 /1.73 m$^2$ かつ尿中ア
ルブミン /Cr≧30μg/mg，② 60≦eGFR≦89 mL/ 分 /1.73 m$^2$ かつ尿中ア
ルブミン /Cr≧30μg/mg，③ 30≦eGFR≦59 mL/ 分 /1.73 m$^2$ のいずれか
に該当する場合と定義）[16]．CKD 合併対象者では，標準療法に比較し強化療
法で，総死亡（HR 1.306; 95% CI 1.065-1.600; P=0.01）と心血管死
（HR 1.412, 95% CI: 1.052-1.892; P=0.02）が有意に高かったが，非 CKD
非合併対象者の解析では，総死亡や心血管死には両群間で有意差は認められな
かった．また，介助を要する低血糖は非 CKD 患者と比較し，CKD 患者で有
意に高率であり，年間の発生率は強化療法の CKD 患者で 5.3%，標準療法の
CKD 患者で 2.0%，強化療法の非 CKD 患者では 3.5%，標準療法の非 CKD
患者では 1.1%であった．ACCORD 試験を含むメタ解析では標準治療と強化
療法による死亡率には有意差は得られていないが[17]，腎症を有し，特に
eGFR の低下例では，患者背景を考慮しつつ低血糖のリスクも念頭において，
慎重に血糖管理を行う必要がある．

　また，糖尿病性腎症を有する患者では，糖尿病性網膜症も合併していること
が多い．血糖コントロールを開始する際には，必ず網膜症の評価を行い，必要
に応じて眼科医と連携の上，網膜症の治療と並行して血糖コントロールを行う
必要がある．網膜症の有無を確認せずに，急激な血糖コントロールを開始した
場合，網膜症が増悪する場合があるため注意が必要である[18]．DCCT study
では[19]，試験開始 6，12 カ月後には厳格に血糖コントロールを行った群では
従来療法群に比較して，網膜症の悪化を認めたが，その後悪化率は逆転し，3
年半以降はインスリン強化療法群で網膜症の発症・進行が少ないことが示され
ている．

## ■ G3a における薬物療法上の留意点

　以下，eGFR が中等度低下している場合における薬物療法の主な留意点を述
べる（G3b 以降の注意点については他稿を参照）．ビグアナイド薬の一種であ
るメトホルミンは eGFR の低下とともに，乳酸アシドーシスのリスクが上昇

するため，ビグアナイドの適正使用に関する委員会より Recommendation が出されており[20]，メトホルミンに関しては，eGFR 30（mL/分/1.73 m$^2$）未満の場合には禁忌，eGFR が 30～45 の場合にはリスクとベネフィットを勘案して慎重投与とされている．しかしながら，eGFR 60 未満の症例においても，乳酸アシドーシスや乳酸値上昇をきたすリスクが有意に上昇することが報告されているため[21]，G3a の患者においても定期的な乳酸値の測定を行い，状況に応じて薬剤の減量も考慮する必要がある．また，DPP-4 阻害薬の一部は eGFR の低下例（アログリプチン，シタグリプチン，サキサグリプチンおよびトレラグリプチン：Ccr 50 未満，アナグリプチン：Ccr 30 未満，オマリグリプチン：eGFR 30 未満）では減量が必要となり，トレラグリプチンは高度の腎機能障害患者では禁忌である．

### ■ おわりに

糖尿病診療においては，良好な血糖コントロールを維持することで腎症の発症を防ぐとともに，定期的な尿中アルブミンや eGFR の測定するにより腎症を早期に診断し，寛解・退縮を目指した集約的な治療を行うことが必要である．

### 文 献

1) Shikata K, Makino H. Microinflammation in the pathogenesis of diabetic nephropathy. J Diabetes Investig. 2013; 4: 142-9.
2) Adler AI, Stevens RJ, Manley SE, et al. Development and progression of nephropathy in type 2 diabetes: the United Kingdom Prospective Diabetes Study (UKPDS 64). Kidney Int. 2003; 63: 225-32.
3) 糖尿病性腎症合同委員会. 糖尿病性腎症病期分類 2014 の策定（糖尿病性腎症病期分類改訂）について. 糖尿病. 2014; 57: 529-34.
4) American Diabetes Association 10. Microvascular complications and foot care. Diabetes Care. 2017; 40: S88-98.
5) Perkins BA, Ficociello LH, Silva KH, et al. Regression of microalbuminuria in type 1 diabetes. N Engl J Med. 2003; 348: 2285-93.
6) Gaede P, Vedel P, Parving HH, Pedersen O. Intensified multifactorial intervention in patients with type 2 diabetes mellitus and microalbuminuria: the Steno type 2 randomised study. Lancet. 1999; 353: 617-22.
7) The Diabetes Control and Complications Trial Research Group. The effect of intensive treatment of diabetes on the development and progression of

long-term complications in insulin-dependent diabetes mellitus. N Engl J Med. 1993; 329: 977-86.

8) UK Prospectiove Diabetes Study (UKPDS) Group. Intensive blood-glucose control with sulphonylureas or insulin compared with conventional treatment and risk of complications in patients with type 2 diabetes (UKPDS 33). Lancet. 1998; 352: 837-53.

9) Group AC, Patel A, MacMahon S, et al. Intensive blood glucose control and vascular outcomes in patients with type 2 diabetes. N Engl J Med. 2008; 358: 2560-72.

10) Ohkubo Y, Kishikawa H, Araki E, et al. Intensive insulin therapy prevents the progression of diabetic microvascular complications in Japanese patients with non-insulin-dependent diabetes mellitus: a randomized prospective 6-year study. Diabetes Res Clin Pract. 1995; 28: 103-17.

11) The Diabetes Control and Complications Trial/Epidemiology of Diabetes Interventions and Complications Research Group. Retinopathy and nephropathy in patients with type 1 diabetes four years after a trial of intensive therapy. N Engl J Med. 2000; 342: 381-9.

12) Group DER, de Boer IH, Sun W, et al. Intensive diabetes therapy and glomerular filtration rate in type 1 diabetes. N Engl J Med. 2011; 365: 2366-76.

13) Perkovic V, Heerspink HL, Chalmers J, et al. Intensive glucose control improves kidney outcomes in patients with type 2 diabetes. Kidney Int. 2013; 83: 517-23.

14) Coca SG, Ismail-Beigi F, Haq N, et al. Role of intensive glucose control in development of renal end points in type 2 diabetes mellitus: systematic review and meta-analysis intensive glucose control in type 2 diabetes. Arch Intern Med. 2012; 172: 761-9.

15) Action to Control Cardiovascular Risk in Diabetes Study G Group, Gerstein, HC, Miller, ME, et al. Effects of intensive glucose lowering in type 2 diabetes. N Engl J Med. 2008; 358: 2545-59.

16) Papademetriou V, Lovato L, Doumas M, et al. Chronic kidney disease and intensive glycemic control increase cardiovascular risk in patients with type 2 diabetes. Kidney Int. 2015; 87: 649-59.

17) Boussageon R, Bejan-Angoulvant T, Saadatian-Elahi M, et al. Effect of intensive glucose lowering treatment on all cause mortality, cardiovascular death, and microvascular events in type 2 diabetes: meta-analysis of randomised controlled trials. BMJ. 2011; 343: d4169.

18) Early worsening of diabetic retinopathy in the Diabetes Control and Complications Trial. Arch Ophthalmol. 1998; 116: 874-86.

19) The effect of intensive diabetes treatment on the progression of diabetic retinopathy in insulin-dependent diabetes mellitus. The Diabetes Control and Complications Trial. Arch Ophthalmol. 1995; 113: 36-51.

20) ビグアナイド薬の適正使用に関する委員会. メトホルミンの適正使用に関するRecommendation（2016年5月12日改訂） http://www.jds.or.jp/modules/important/index.php?page=article&storyid=20

21) Eppenga WL, Lalmohamed A, Geerts AF, et al. Risk of lactic acidosis or elevated lactate concentrations in metformin users with renal impairment: a population-based cohort study. Diabetes Care. 2014; 37: 2218-24.

〔宮本　聡, 四方賢一〕

## 2 G3b 以降の血糖コントロール

> **POINT▶**
> - 腎機能の低下した糖尿病性腎症の進展抑制に対する血糖コントロールの有効性については，いまだエビデンスが不十分である．
> - 経口血糖降下薬，インスリン製剤，GLP-1 受容体作動薬いずれにおいても，その代謝経路と腎機能に応じた用量調整について慎重な検討が必要である．

　糖尿病性腎症の進展に伴い，アルブミン尿の出現，蛋白尿の増加を経て，やがて腎機能は低下し腎不全に至る．CKD の重症度分類（CKD 診療ガイド 2012 より）では，推定糸球体濾過量（eGFR）が 45 mL/ 分 /1.73 m$^2$ 未満となる場合をステージ G3b と呼び，その後の慢性透析療法期の G5D までが，おおむね糖尿病性腎症合同委員会の糖尿病性腎症の病期分類における顕性腎症期以降，すなわち第 3〜5 期にあたる．日本透析医学会によると，現在，わが国での透析導入原因疾患の第 1 位は糖尿病性腎症であり[1]，糖尿病性腎症の発症・進展を抑制することは，糖尿病および糖尿病性腎症の治療における急務といえる．

　これまでに，DCCT[2]，UKPDS[3]，Kumamoto Study[4]，ADVANCE[5]，ACCORD[6]，VADT[7] など様々な検討が行われ，腎機能の低下のない糖尿病性腎症，すなわち早期腎症以前の糖尿病性腎症の発症・進展の抑制には血糖コントロールが重要であるという報告がされてきた．一方で，腎機能が低下した糖尿病性腎症では，血糖コントロールの重要性についてはいまだ明らかではなく，十分なエビデンスが確立されていない．さらに，腎機能が低下した症例では，腎臓での糖新生の低下，腎機能低下によるインスリンの代謝や排泄の低下，尿毒症によるインスリン抵抗性の増加，経口血糖降下薬の薬物動態の変化など，腎機能非低下例と比較して様々な病態の変化が生じる．また，通常血糖コントロールの指標としては HbA1c が用いられるが，腎機能低下症例では腎性貧血とその治療のためのエリスロポエチン製剤や鉄剤，輸血により，赤血球

寿命が短縮され幼若赤血球が増加するため HbA1c は見かけ上低値となるので，同時にグリコアルブミンや血糖値も血糖コントロールの指標とすることが必要となる[8]．

腎機能の低下した糖尿病性腎症の進展抑制に対する血糖コントロールの有効性についてはいまだエビデンスは不十分であるが，eGFR<60 mL/ 分 /1.73 m$^2$ の CKD ステージ G3 および G4 の糖尿病患者を対象にして行われた研究では，HbA1c の上昇に伴い死亡，末期腎不全，心血管イベントなどが増加する一方，死亡率については HbA1c<6.5％の血糖コントロールでも増加することが報告されている．また，HbA1c<7.0％の症例と比較して，HbA1c>9.0％の症例で末期腎不全へのリスクが高まるのは，開始時 eGFR>25 mL/ 分 /1.73 m$^2$ の症例であることも報告された[9]．

一方，血液透析患者の血糖コントロールについて，HbA1c が 8.5％以上の症例では死亡リスクが上昇するとの報告もある[10]．

## ◆◆ 経口血糖降下薬

**表1** に，経口血糖降下薬と腎機能障害の関係性について示す．

スルホニル尿素（SU）薬は，腎機能が低下すると一定の臨床効果が得られない上，低血糖等の副作用を起こしやすいため，重篤な腎機能障害では禁忌とされている．

速効型インスリン分泌促進薬のうち，ナテグリニドは腎機能障害に伴い慎重投与，重度な腎機能障害および透析時には禁忌とされている．ミチグリニドは禁忌ではないが，腎機能障害のある患者では半減期の延長が報告されており，低血糖のおそれがあるため血糖値をモニターしながら慎重投与することが望ましい．レパグリニドは用量調整なく使用可能であるが，重度な腎機能障害のある患者では血中濃度が上昇し低血糖を起こすおそれがあるため，慎重投与することとされている．なお，国内では透析を必要とする重度の腎機能障害のある患者への投与経験はない．

ビグアナイド系薬は乳酸アシドーシスを起こすおそれがあり，メトホルミンは Ccr<45 mL/ 分の場合には慎重投与，Ccr<30 mL/ 分の重度腎機能障害および透析患者では禁忌とされている．ブホルミンもまた，乳酸アシドーシス

の危険により，軽度腎機能障害から禁忌とされている．

チアゾリジン薬は腎排泄性でないため投与量調節不要ではあるが，心不全や浮腫などの副作用が懸念されるため，腎機能障害患者では慎重投与される．わが国では，ピオグリタゾンは重度腎機能障害では禁忌とされている．

DPP-4阻害薬では，シタグリプチンは軽度腎機能障害では用量調整の必要性はないが，中等度以上の腎機能障害の場合は減量が必要となる．インタビューフォームによると，Ccr＜30 mL/分の重度〜末期腎不全患者でも，12.5〜25 mgの1日1回内服による慎重投与が可能とされている．また，アログリプチン，アナグリプチン，サキサグリプチン，ビルダグリプチンも同様に，腎機能障害に合わせて減量の上慎重投与が必要とされている．持続性のDPP-4阻害薬であるトレラグリプチンは週1回内服する製剤であるが，主に腎臓で排泄されるため，中等度腎機能障害で減量が必要となり，高度の腎機能障害〜透析中の末期腎不全患者では禁忌である．同様な持続性のDPP-4阻害薬であるオマリグリプチンは，重度以上の腎機能障害でも使用可能であるが，減量の上慎重投与が必要である．主に肝代謝されるリナグリプチンやテネグリプチンは，用量調整の必要なく腎機能正常者と同量の投与が可能である．一方で，テネグリプチンの最大容量（40 mg）への増量は，腎機能障害患者での使用経験は限られており，慎重に検討する必要がある．

αグルコシダーゼ阻害薬（GI）は，減量の必要なく，腎機能正常者と同量を慎重投与することとなっている．しかしインタビューフォームによると海外のデータでは，アカルボースをCcr＜25 mL/分の患者に投与した際の血中活性物質濃度は，腎機能正常者に比べて約4〜5倍に上昇することが報告されている．ミグリトールもまた，海外の臨床試験で重篤な腎障害患者に投与した場合，腎機能正常者と比べて血漿中濃度が上昇することが報告されている．

SGLT2阻害薬は，尿細管でのグルコースの再吸収を阻害することにより血糖を降下させるが，一方でその作用機序のため，中等度腎機能障害ではその効果が十分に得られない可能性があり，投与の必要性を慎重に判断しなければならない．また，重度腎機能障害では，効果が期待できないため投与しないこととされている．SGLT2阻害薬投与により，血清クレアチニンの上昇やeGFRの低下を認める場合があり，投与開始後は腎機能を定期的に検査する必要がある．

**表1** 経口血糖降下薬と腎機能障害（CKD 診療ガイド 2012，各社の添付文書・

| | 薬剤名 | |
|---|---|---|
| | 一般名 | 製品名 |
| スルホニル尿素（SU）薬 | グリベンクラミド | オイグルコン，ダオニール |
| | グリクラジド | グリミクロン |
| | グリメピリド | アマリール |
| 速効型インスリン分泌促進薬 | ナテグリニド | スターシス |
| | ミチグリニド | グルファスト |
| | レパグリニド | シュアポスト |
| αグルコシダーゼ阻害薬 | アカルボース | グルコバイ |
| | ボグリボース | ベイスン |
| | ミグリトール | セイブル |
| ビグアナイド系薬 | メトホルミン | メトグルコ |
| | ブホルミン | ジベトス |
| チアゾリジン薬 | ピオグリタゾン | アクトス |
| DPP-4 阻害薬 | シタグリプチン | グラクティブ，ジャヌビア |
| | ビルダグリプチン | エクア |
| | アログリプチン | ネシーナ |
| | リナグリプチン | トラゼンタ |
| | テネリグリプチン | テネリア |
| | アナグリプチン | スイニー |
| | サキサグリプチン | オングリザ |
| | トレラグリプチン | ザファテック |
| | オマリグリプチン | マリゼブ |
| SGLT2 阻害薬 | イプラグリフロジン | スーグラ |
| | ダパグリフロジン | フォシーガ |
| | ルセオグリフロジン | ルセフィ |
| | トホグリフロジン | アプルウェイ，デベルザ |
| | カナグリフロジン | カナグル |
| | エンパグリフロジン | ジャディアンス |

インタビューフォームより）

| Ccr（mL/分） | | | 透析 |
|---|---|---|---|
| >50 | 10~50 | <10 | |
| 1.25~10 mg 分1~2 | 重篤な腎機能障害患者は禁忌（腎機能が低下すると一定の臨床効果が得られない上，低血糖等の副作用を起こしやすいため） | | |
| 20~160 mg 分1~2 | | | |
| 維持量1~4 mg 最大投与量6 mg 分1~2 | | | |
| 270~360 mg 分3 食直前 | 減量の必要ないが慎重投与 | 禁忌 | |
| 15~30 mg 分3 食直前 | 慎重投与であるが，血糖値をモニターしながら投与可能 | | |
| 0.75~3 mg 分3 食直前 | 腎機能正常者と同じだが，重度の腎障害では慎重投与 | | |
| 150~300 mg 分3 | 腎機能正常者と同量を慎重投与 | | |
| 0.6~0.9 mg 分3 | | | |
| 150~225 mg 分3 | | | |
| 500~2,250 mg 分2~3 | Ccr<45 mL/分：慎重投与<br>Ccr<30 mL/分：禁忌 | | |
| 100~150 mg 分2~3 | Ccr 70 mL/分未満は，低血糖のみならず乳酸アシドーシスの危険があるため禁忌 | | |
| 15~45 mg 分1 | 慎重投与 | 我が国では禁忌（海外では常用量で使用可能） | |
| 50~100 mg 分1 | 30≦Ccr<50：25~50 mg 分1<br>Ccr<30：12.5~25 mg 分1 | | |
| 50~100 mg 分1~2 | 腎機能正常者と同じか50 mg 分1を慎重投与 | | |
| 25 mg 分1 | Ccr≧30：12.5 mg 分1<br>Ccr<30：6.25 mg 分1 | 6.25 mg 分1 | |
| 5 mg 分1 | 腎機能正常者と同じ | | |
| 20~40 mg 分1 | 腎機能正常者と同じ | | |
| 200~400 mg 分2 | Ccr<30 mL/分：100 mg 分1 | | |
| 2.5~5 mg 分1 | Ccr<50 mL/分：2.5 mg 分1 | | |
| 100 mg 1週間に1回 | 30≦Ccr<50：50 mg 1週間に1回<br>Ccr<30：禁忌 | | |
| 25 mg 1週間に1回 | 重度腎機能障害（eGFR<30 mL/分/1.73 m² 相当）では12.5 mg 1週間に1回 | | |
| 50~100 mg 分1 | 中等度腎機能障害：投与の必要性を慎重に判断（効果が十分に得られない可能性あり）<br>高度腎機能障害：使用しない（効果が期待できない） | | |
| 5~10 mg 分1 | | | |
| 2.5~5 mg 分1 | | | |
| 20 mg 分1 | | | |
| 100 mg 分1 | | | |
| 10~25 mg 分1 | | | |

❷ G3b以降の血糖コントロール

## ■ インスリン製剤

腎機能低下患者や透析患者では広くインスリンが使用されているが，腎機能低下に伴う代謝低下によってインスリンの半減期が長くなり，低血糖の危険が高くなるため，適宜減量が必要となる．一般的な透析液の場合，血糖値が100～150 mg/dL に近づくため，透析時の減量も必要となる．

## ■ GLP-1 受容体作動薬

表2 に，GLP-1 阻害薬と腎機能障害の関係性について示す．

リラグルチドは，腎機能障害のある患者でも腎機能正常者と同様に投与できるとされているが，インタビューフォームによると，腎機能患者への十分な使用経験がないため慎重投与をすることとなっている．エキセナチドは軽度腎機能障害から慎重投与となり，特に透析を含む重度腎機能障害では，消化器系の副作用の発現により脱水症状を起こし腎機能障害が悪化するおそれがあるため禁忌とされている．リキシセナチドは，Ccr<30 mL では使用経験がなく慎重

表2 GLP-1 受容体作動薬と腎機能障害（CKD 診療ガイド 2012，各社の添付文書・インタビューフォームより）

| 薬剤名 | | Ccr（mL/ 分） | | | 透析 |
|---|---|---|---|---|---|
| 一般名 | 製品名 | >50 | 10～50 | <10 | |
| リラグルチド | ビクトーザ | 1日0.3 mg から開始<br>0.9 mg<br>1日1回 皮下注 | 腎機能正常者と同じ | | |
| エキセナチド | バイエッタ | 1回5～10μg<br>1日2回 朝夕食前 | 避ける | 禁忌 | |
| | ビデュリオン | 2 mg<br>1週間に1回 皮下注 | 軽度～中等度の腎機能障害：<br>慎重投与<br>重度の腎機能障害～透析：<br>禁忌 | | |
| リキシセナチド | リキスミア | 1日10μg から開始<br>20μg<br>1日1回 朝食前 | Ccr<30 mL/ 分：慎重投与 | | |
| デュラグルチド | トルリシティ | 0.75 mg<br>1週間に1回 皮下注 | 腎機能正常者と同じ | | |

投与，デュラグルチドは，海外のデータにより腎機能障害による用量調整は不要と考えられている．

## 参考書籍
- 社団法人日本腎臓学会. CKD 診療ガイド 2012. 東京: 東京医学社; 2012.
- 一般社団法人日本腎臓学会. エビデンスに基づく CKD 診療ガイドライン 2013. 東京: 東京医学社; 2016.
- 日本糖尿病学会. 糖尿病診療ガイドライン 2016. 東京: 南江堂; 2016.
- 各社添付文書，インタビューフォーム.

## 文 献
1) 一般社団法人日本透析医学会. 図説わが国の慢性透析療法の現況. http://www.jsdt.or.jp/overview_confirm.html
2) The Diabetes Control and Complications Trial Research Group. The effect of intensive treatment of diabetes on the development and progression of long-term complications in insulin-dependent diabetes mellitus. N Engl J Med. 1993; 329: 977-86.
3) UK Prospective Diabetes Study (UKPDS) Group. Intensive blood-glucose control with sulphonylureas or insulin compared with conventional treatment and risk of complications with type 2 diabetes (UKPDS33). Lancet. 1998; 352: 837-53.
4) Ohkubo Y, Kishikawa H, Araki E, et al. Intensive insulin therapy prevents the progression of diabetic microvascular complications in Japanese patients with non-insulin-dependent diabetes mellitus: a randomized prospective 6-year study. Diabetes Res Clin Pract. 1995; 28: 103-17.
5) Patel A, MacMahon S, Chalmers J, et al. Intensive blood glucose control and vascular outcomes in patients with type 2 diabetes. N Engl J Med. 2008; 358: 2560-72.
6) Ismail-Beigi F, Craven T, Banerji MA, et al. Effect of intensive treatment of hyperglycemia on microvascular outcomes in type 2 diabetes.: an analysis of the ACCORD randomized trial. Lancet. 2010; 376: 419-30.
7) Duckworth W, Abraira C, Moritz T, et al. Glucose control and vascular complications in veterans with type 2 diabetes. N Engl J Med. 2009; 360: 129-39.
8) Inaba M, Okuno S, Kumeda Y, et al. Glycated albumin is a better glycemic indicator than glycated hemoglobin values in hemodialysis patients with diabetes: effect of anemia and erythropoietin injection. J Am Soc Nephrol.

2007; 18: 896-903.

9) Shurraw S, Hemmelgarn B, Lin M, et al. Association between glycemic control and adverse outcomes in people with diabetes mellitus and chronic kidney disease: a population-based cohort study. Arch Intern Med. 2011; 171: 1920-27.

10) Hill CJ, Maxwell AP, Cardwell CR, et al. Glycated hemoglobin and risk of death in diabetic patients treated with hemodialysis: a meta-analysis. Am J Kidney Dis. 2014; 63: 84-94.

〔小田香織，四方賢一〕

## Column 1
# 糖尿病性腎症の透析管理

わが国の透析患者数は増加し続け，2015年末の透析人口は324,986人に達し，透析導入時年齢も69.2歳と高齢化の一途をたどっている[1]．一方で，維持透析患者の予後は改善傾向にあり，1,000人年あたりの年齢調整死亡率は1988年の184.0から2013年の97.0と大幅に低下している[2]．透析導入患者の原疾患は糖尿病性腎症が最も多く，全透析導入患者の43.7％を占める

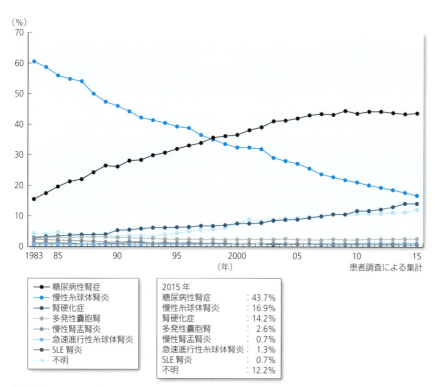

**図1** 年別透析導入患者の主要原疾患の推移
(日本透析医学会統計調査委員会．図説 わが国の慢性透析療法の現況．2015年12月31日現在)[1]

**図1**．1983〜94年の調査で，糖尿病性腎症は慢性糸球体腎炎と比べて予後が不良であった（4年生存率 0.506 vs 0.735）[3]が，2011年導入患者においては同等となっている（4年生存率 0.701 vs 0.700）．その要因は透析技術の向上や透析施設における合併症に対するスクリーニングを含む，集学的治療の効果と思われる．本稿では糖尿病性腎症の透析管理について述べる．

## 血糖管理

### POINT▶

- 血液透析患者では，管理指標として透析前の随時血糖値とグリコアルブミンを用いる．
- 透析導入前後に血糖コントロールが不良な患者には特に積極的に心血管合併症のスクリーニングを行う．
- 経口血糖降下薬の一部と GLP-1 受容体作動薬の一部が透析患者では禁忌，もしくは減量を要すため注意が必要である．

　血液透析患者における血糖管理は，透析前の随時血糖値とグリコアルブミン（GA）値を用いることが推奨されている[4]．目標値は透析前随時血糖値（食後約2時間血糖値に相当）180〜200 mg/dL 未満，GA 値 20.0% 未満，また心血管イベントの既往歴を有し低血糖傾向のある場合は GA 値 24.0% 未満が提案され，HbA1c 値は参考として用いるのみである．透析患者においてHbA1c 値が参考として用いるのみとされているのは，血糖値と HbA1c 値に乖離があるためである．透析患者と非透析患者を比較すると，透析前随時血糖値と HbA1c 値や GA 値との関係は，HbA1c 値は透析患者において約30%低下し，GA 値は両者で同様である[5]．HbA1c 値で乖離が生じる理由は，エリスロポエチン製剤の使用により幼若な赤血球の割合が増えること，尿毒症物質や血液透析によるストレスの影響で赤血球寿命が短縮することが挙げられ，特にエリスロポエチン製剤の投与量が多いほど HbA1c 値は低値となる．

　GA 値は透析導入時に 29% 以上で予後不良であること[6]，CVD 既往のない維持血液透析患者は GA 20% 未満で生命予後が良いこと[7]が報告されている．現時点では，GA 値を血糖コントロール指標とした大規模臨床研究の報告は乏

**表1** 透析症例に使用可能な経口血糖降下薬

| | 薬剤名 | | 用量 | |
|---|---|---|---|---|
| | 一般名 | 商品名 | 通常用量 | 透析至適用量 |
| αグルコシダーゼ阻害薬 | アカルボース | グルコバイ | 150〜300 mg 分3 | 腎機能正常者と同じ |
| | ボグリボース | ベイスン | 0.6〜0.9 mg 分3 | 腎機能正常者と同じ |
| | ミグリトール | セイブル | 150〜225 mg 分3 | 腎機能正常者と同じだが慎重投与 |
| DPP-4阻害薬 | アログリプチン | ネシーナ | 25 mg 分1 | 6.25 mg 分1を慎重投与 |
| | シタグリプチンリン酸塩水和物 | ジャヌビア／グラクティブ | 50〜100 mg 分1 | 12.5〜25 mg 分1を慎重投与 |
| | ビルダグリプチン | エクア | 50〜100 mg 分1-2 | 腎機能正常者と同じか50 mg 分1を慎重投与 |
| | リナグリプチン | トラゼンタ | 5 mg 分1 | 腎機能正常者と同じ |
| | テネリグリプチン | テネリア | 20〜40 mg 分1 | 腎機能正常者と同じ |
| | アナグリプチン | スイニー | 200〜400 mg 分2 | 100 mg 分1を慎重投与 |
| | サキサグリプチン | オングリザ | 2.5〜5 mg 分1 | 2.5 mg 分1を慎重投与 |
| | オマリグリプチン | マリゼブ | 25 mg 1週間1回 | 12.5 mg 1週間1回を慎重投与 |
| 速効性インスリン分泌促進薬 | ミチグリニドカルシウム水和物 | グルファスト | 15〜30 mg 分3 食直前 | 半減期が延長し低血糖を起こしやすいため慎重投与であるが血糖値をモニターしながら投与可能 |
| | レパグリニド | シュアポスト | 0.75〜3 mg 分3 食直前 | 腎機能正常者と同じだが慎重投与 |

（CKD診療ガイド2012，血液透析患者の糖尿病治療ガイド2012，各薬剤添付文書をもとに作成）

しく，また，アルブミンのロスを伴うネフローゼレンジの蛋白尿を伴う患者や，HDFや腹膜透析を行っている患者において，GA値が随時血糖を反映しているかどうかは今後の研究課題である．加えて，HbA1cを指標とした研究ではアメリカ[8]と日本の至適範囲[9]は異なり，人種や国により至適範囲は異なる可能性があるため，本邦での研究結果の集積が待たれる．

**表2** 透析症例に使用可能なGLP1受容体作動薬およびインスリン

| 薬剤名 | | | 用量 | |
|---|---|---|---|---|
| | 一般名 | 商品名 | 通常用量 | 透析至適用量 |
| GLP1受容体作動薬 | リラグルチド | ビクトーザ | 1日0.3 mgから開始0.9 mg 1日1回 朝または夕 皮下注 | 腎機能正常者と同じ だが慎重投与 |
| | リキシセナチド | リキスミア | 1日10μgから開始20μg 1日1回 朝食前 皮下注 | 腎機能正常者と同じ だが慎重投与 |
| | デュラグルチド（遺伝子組換え） | トルリシティ | 1週間に1回0.75 mg 皮下注 | 腎機能正常者と同じ |
| その他 | インスリン | ヒューマリン, ノボラピッドなど | インスリンは腎機能低下とともに代謝による効果増大が起こるので適宜減量が必要となる. 一般的な透析液の場合血糖値が100～150 mg/dLに近づくため透析時の減量も必要 |

（CKD診療ガイド2012, 血液透析患者の糖尿病治療ガイド2012, 各薬剤添付文書をもとに作成）

　また, GA値に限定せずにみると, 透析導入時や透析導入前の血糖コントロールが予後に関係したという報告[6, 10], 維持透析患者を対象とした報告[8, 11-14]がなされている. それらの報告において, 死因の第1位を占めるのは心血管疾患であり[6, 10-12, 14], 糖尿病そのものが全死亡および心血管死のリスクとも報告されている[15]. 血糖コントロール不良の患者においては, 特に心血管合併症のスクリーニングが重要と考える.

　治療は, 一般的に2型糖尿病治療の原則は食事療法と運動療法である. 良好な血糖コントロールが得られなければ, 個々の病態に応じて経口血糖降下薬やGLP-1受容体作動薬, インスリンを使用する. また, インスリン分泌が廃絶した1型糖尿病治療ではインスリン注射の絶対的適応となる.

　透析患者特有の問題となるのは, 経口血糖降下薬の一部とGLP-1受容体作動薬の一部が重篤な腎機能障害時には禁忌となることである. **表1** **表2** に使用可能な薬剤を記す. どの薬剤が最善かは個々の病態に応じて検討が必要である.

## 体液管理

- 糖尿病性腎症の患者は,透析導入期に体液過剰を示すことが多く,透析導入前には利尿薬を用いてしっかり体液管理を行う.
- 維持透析時に透析間体重増加が多い時は,無理に短時間で除水するよりも時間延長が望ましい.

透析導入時のeGFR値をみると,糖尿病性腎症は慢性糸球体腎炎と比較して高値となっている($5.74\,mL/$分$/1.73\,m^2$ vs $4.94\,mL/$分$/1.73\,m^2$)[16].透析導入時のeGFR値と導入後1年間の生命予後について検討を行った研究では,最も良好な生命予後はeGFR $4\sim6\,mL/$分$/1.73\,m^2$であり,特にeGFR 2未満と8以上で予後が不良であった[17].糖尿病性腎症による末期腎不全患者では体液貯留のために早期に透析導入が必要となることをしばしば経験する.これは,多量の尿蛋白による低アルブミン血症や血管透過性の亢進が原因の一つとして挙げられる.糖尿病性腎症は透析導入時に体液過剰を示す割合が多く,導入時体重とドライウェイト(DW)の差は糖尿病性腎症群で4.1 kgと,慢性糸球体腎炎群の1.6 kgと比べて有意な増加を認める[18].塩分制限に加えて,フロセミド(ラシックス®)や心不全合併例ではトルバプタン(サムスカ®),カルペリチド(ハンプ®)などの利尿薬を使用し体液過剰を是正することで透析導入を適正な時期まで遅らせることができるかもしれない.

維持透析においては,うっ血性心不全で入院する患者の原疾患は糖尿病と高血圧が多く,原疾患が糖尿病であることは死亡の独立した危険因子であることが報告されているため,体液コントロールは重要である[19].維持血液透析ガイドラインでは最大透析間隔日の体重増加を6%未満にすること,平均除水速度は15 mL/kg/時以下を目指すことが推奨されている[20].体重増加6%未満が適正かは議論があるが,体重増加が多い場合には無理な除水を行うより透析時間の延長が望ましい.また,栄養不足に注意しながら,塩分制限を行うこと,透析前血清Na値135 mEq/L以下の場合は飲水制限を行うことも重要である.

## 血圧管理

**POINT▶**

- 高血圧の治療は，必要量の透析を行い，ドライウェイトの適正化をし，それでも治療抵抗性の際に降圧薬を使用する．
- 透析関連低血圧の治療は時に難渋する．ドライウェイトの見直し，心機能評価，栄養面の介入など様々な面からの取り組みが必要となる．

### ■ 高血圧

糖尿病性腎症による透析患者における至適血圧に関するエビデンスは乏しい．血液透析患者における心血管合併症の評価と治療に関するガイドラインにおいて，明らかな心機能低下がなく，安定して外来透析治療で透析患者における至適血圧については，週初めの透析前血圧値として 140/90 mmHg 未満を目標とすることが推奨されている[21]．

治療の実際は，まずは必要量の透析を行い，次に DW の適正化をし，それでも高血圧が持続する時に降圧薬を使用することとなる．使用する薬剤についても十分なエビデンスはないのが現状であるが，レニン・アンジオテンシン阻害薬は左室肥大抑制効果があり，第一選択として考慮すべき薬剤である．カルシウム拮抗薬は全死亡および心血管疾患による死亡を減少させることが報告されており[22]，有用と思われる．また，β遮断薬は冠動脈疾患を有する患者において積極的に使用が考慮され，全死亡を減少させることが示唆されている[23]が，耐糖能悪化の副作用には注意が必要である．α遮断薬は起立性低血圧などの副作用から第二選択薬となり，特に自律神経障害による起立性低血圧を増悪させる場合があるために注意が必要である．

### ■ 透析関連低血圧

透析関連低血圧は，透析中の急激な血圧低下，起立性低血圧，常時低血圧に分けられる．DW の下方設定や DW 達成のために除水量を大きく設定することが主な要因であるが，心機能低下，自立神経障害，貧血，栄養，薬剤など多様な病態が関与する可能性がある．

本邦で 1,224 例の血液透析患者を対象に行った前向き研究では，透析中の

低血圧と透析後の起立性低血圧は死亡の有意なリスク因子であった[24]. 58例の血液透析患者, 計635回の血液透析における検討では, 血液透析時の平均血圧が10 mmHg低下すると脳虚血が3%増え, 60 mmHg低下すると脳虚血の発生は急速に増加し, 透析中の脳虚血の発生は認知機能低下と関係があった[25].

　治療としては除水速度の軽減が重要であり, 透析時間の延長を含めた透析条件の検討を行い, DWの達成に時間をかけて緩徐に行うことが重要である. 糖尿病性腎症による末期腎不全患者におけるエビデンスは乏しいが, 維持血液透析ガイドラインで推奨されている15 mL/kg/時 (4時間透析で体重の6%に相当) 以下が望ましく, 体重増加の管理には適正な塩分と水分の制限の指導が有用である. 特に糖尿病性腎症患者においては, 自律神経障害や心血管合併症を伴っていることが多く, より慎重な管理が必要と思われる. その他, 心機能低下例では冠動脈疾患や睡眠時呼吸障害についての検索や, 低アルブミン血症など低栄養状態の患者に対しては栄養面での介入など集学的な取り組みが必要となる.

## 骨代謝の管理

**POINT▶**

- 糖尿病性腎症による維持透析患者には, 生命予後と骨折予防の2つの面からのアプローチが必要となる.
- 特に, 骨量によらず骨質が劣化している可能性があり注意を要する.

　CKDにおける骨代謝異常は血管石灰化などを介して, 生命予後に影響を与えるため, 慢性腎臓病に伴う骨ミネラル代謝異常 (CKD-mineral and bone disorder: CKD-MBD) という概念が提唱されている. CKDが進行すると, 一般に副甲状腺機能は亢進する. ただし, 慢性腎不全状態ではPTHの作用は減弱しているため, 健常者よりもPTH値は高値でコントロールすることが望ましい. 2012年に発行された慢性腎臓病に伴う骨・ミネラル代謝異常ガイドラインでは, 生命予後の観点から管理目標が定められており, 血清P値3.5〜6.0 mg/dL, 血清補正Ca値8.4〜10.0 mg/dL, 血清PTHはintact PTH

60〜240 pg/mL，あるいは whole PTH 35〜150 pg/mL の範囲に管理することが推奨され，管理優先度は P，Ca，PTH の順である[26]．一方で，骨折リスクの観点からみると，腎不全患者は続発性副甲状腺機能亢進症，ビタミン D 欠乏症などにより高回転骨となることが指摘されており，6 つの横断研究を含めメタアナリシスで骨折群は非骨折群よりも DXA による骨密度が低値であることが報告されている[27]．

一方，糖尿病では，CKD-MBD とは異なる機序で骨代謝障害が生じることが報告されている．糖尿病患者は，非糖尿病患者に比べて骨密度は保たれているが骨折のリスクが高い[28]．これはインスリン分泌・作用不全による骨芽細胞機能の低下，高血糖による終末糖化産物（advanced glycation end products: AGEs）に起因した骨質劣化が原因と考えられている．特にインスリン使用，HbA1c 8.0％以上の血糖コントロール不良群は骨折のリスクが高い（それぞれ HR 1.87，1.63）[29]．

2 型糖尿病透析患者は，糖尿病非合併患者と比較すると，やはり骨密度は保たれるが脊椎骨折の発生率が高いことが報告されている[30]．前述の骨質劣化の影響と，視力障害，末梢神経障害，末梢動脈疾患，低血糖などの転倒リスクの上昇によるものと思われる．

治療に関しては，糖尿病患者に特有の管理目標は明らかにされていない．生命予後の観点からは，P，Ca，PTH の管理目標値達成のために，透析量の確保およびリン制限の食事療法を基本として，リン吸収抑制薬（Ca 非含有，Ca 含有），活性型ビタミン D 製剤，シナカルセト（レグパラ®），エテルカルセチド（パーサビブ®）を用いてコントロールを行う．骨折を予防する観点からはビスホスホネート，活性型ビタミン D 受容体作動薬，選択的エストロゲン受容体刺激薬（selective estrogen receptor modulator: SERM），テリパラチド（フォルテオ®，テリボン®），デノスマブ（プラリア®）などを用いて骨量増加や骨質改善を目指す．ビスホスホネートは代表的な骨吸収抑制薬であり，糖尿病患者の骨折抑制効果を有している．しかしながら薬物代謝が腎臓依存性であり，透析患者への長期投与による影響や安全性は不明である．活性型ビタミン D 製剤は，従来のものは透析患者における骨量の改善効果は不十分だったが，エルデカルシトール（エディロール®）は透析患者において骨量を改善させた[31]．Ca，P の上昇作用も強いため，Ca×P 積の上昇から異所性石

灰化をきたさないように注意が必要である．SERM は骨吸収抑制し骨形成は維持する．糖尿病合併透析患者での骨量改善が報告されている[32]．投与は女性に限られ，血栓症またはその既往がある患者には禁忌である．テリパラチドは副甲状腺機能亢進症患者には禁忌となり，低 PTH 血症，無形成骨症例で有効である可能性がある．血清カルシウム上昇に注意が必要である．デノスマブ（プラリア®）は破骨細胞の維持に必要な RANKL（receptor activator of nuclear factor-κB ligand）に対する抗体であり強力に骨吸収を抑制する．透析患者に投与することにより骨量改善が報告されている[33]．低 Ca 血症は特に投与後 2～3 週までに急速に進行するため，活性型ビタミン D 製剤やカルシウム製剤の併用を適宜行う．

## 透析療法の選択（血液透析か，腹膜透析か）

- 透析方法の違いによる生命予後の差はなく，病態や患者の生活様式により選択することが望ましい．

2015 年末の本邦の腹膜透析（PD）患者は，併用療法も含めると 9,322 人であり，維持透析全体の 2.9％である．PD 患者の原疾患では，糖尿病性腎症は 31.9％を占め，慢性糸球体腎炎の 32.3％とほぼ同等である．

生命予後の観点からみると，糖尿病合併の腎不全患者を対象にしたレビューでは PD と血液透析では有意差はない[34]．PD は厳密な体重管理という面で HD より劣っている．しかしながら，血管アクセスが必要ない，透析が緩徐であり循環系の負担がない，透析関連低血圧がないことなど長所は多い．特に心不全に対して有用性が示唆されており，適切な体液管理による心不全症状の軽減，入院率の減少が期待できる[35]．

治療の実践に関しては，血糖管理・体液管理に注意を要する．PD 液は浸透圧物質としてブドウ糖またはイコデキストリンが用いられており，ブドウ糖貯留により一部が体内へ吸収される．そのエネルギー量は 1.5％ PD 液 2 L の 4 時間貯留で約 70 kcal，2.5％ PD 液 2 L の 4 時間貯留では約 120 kcal となる．食事療法の指導の際にカロリー過多にならないように説明することが，特に肥

満を背景としたインスリン抵抗性のある患者において必要である．また，インスリン投与量の調整や，ブドウ糖を含まないイコデキストリン透析液を選択することも検討する．

## ■ おわりに

糖尿病性腎症の透析管理において，至適目標は絶対的なものではなく，個々の病態に合わせて行っているのが現状である．糖尿病性腎症を背景に透析導入となった患者は，すでに多様な病歴を持ち，心血管系をはじめとした合併症の程度も様々である．患者の個々の病態に応じてきめ細やかに適切に対応することが必要である．

## 📖 文 献

1) 政金生人，谷口正智，中井 滋，他．わが国の慢性透析療法の現況（2015 年 12 月 31 日現在）．透析会誌．2017; 50: 1-62.
2) Wakasugi M, Kazama JJ, Narita I. Mortality trends among Japanese dialysis patients, 1988-2013: a joinpoint regression analysis. Nephrol Dial Transplant. 2016; 31: 1501-7.
3) 前田貞亮．糖尿病と透析療法．東京: 日本メディカルセンター; 1996.
4) 日本透析医学会．血液透析患者の糖尿病治療ガイド 2012．透析会誌．2013; 46: 311-57.
5) Inaba M, Okuno S, Kumeda Y, et al. Glycated albumin is a better glycemic indicator than glycated hemoglobin values in hemodialysis patients with diabetes: effect of anemia and erythropoietin injection. J Am Soc Nephrol. 2007; 18: 896-903.
6) Fukuoka K, Nakao K, Morimoto H, et al. Glycated albumin levels predict long-term survival in diabetic patients undergoing haemodialysis. Nephrology. 2008; 13: 278-83.
7) Inaba M, Maekawa K, Okuno S, et al. Impact of atherosclerosis on the relationship of glycemic control and mortality in diabetic patients on hemodialysis. Clin Nephrol. 2012; 78: 273-80.
8) Kalantar-Zadeh K, Kopple JD, Regidor DL, et al. A1C and survival in maintenance hemodialysis patients. Diabetes Care. 2007; 30: 1049-55.
9) Hoshino J, Larkina M, Karaboyas A, et al. Unique hemoglobin A1c level distribution and its relationship with mortality in diabetic hemodialysis patients. Kidney Int. 2017; 92: 497-503.
10) Wu MS, Yu CC, Yang CW, et al. Poor pre-dialysis glycaemic control is a predictor of mortality in type II diabetic patients on maintenance haemo-

dialysis. Nephrol Dial Transplant. 1997; 12: 2105-10.

11) Morioka T, Emoto M, Tabata T. Glycemic control is a predictor of survival for diabetic patients on hemodialysis. Diabetes Care. 2001; 24: 909-13.

12) Oomichi T, Emoto M, Tabata T, et al. Impact of glycemic control on survival of diabetic patients on chronic regular hemodialysis: a 7-year observational study. Diabetes Care. 2006; 29: 1496-500.

13) Williams ME, Lacson E Jr, Teng M, et al. Hemodialyzed type I and type II diabetic patients in the US: Characteristics, glycemic control, and survival. Kidney Int. 2006; 70: 1503-9.

14) Ishimura E, Okuno S, Kono K, et al. Glycemic control and survival of diabetic hemodialysis patients--importance of lower hemoglobin A1C levels. Diabetes Res Clin Pract. 2009; 83: 320-6.

15) Matsubara Y, Kimachi M, Fukuma S, et al. Development of a new risk model for predicting cardiovascular events among hemodialysis patients: Population-based hemodialysis patients from the Japan Dialysis Outcome and Practice Patterns Study (J-DOPPS). PLoS One. 2017; 12: e0173468.

16) 日本透析医学会統計調査委員会・統計解析小委員会. わが国の慢性透析療法の現況 (2007年12月31日). 透析会誌. 2009; 42: 1-45.

17) Yamagata K, Nakai S, Masakane I, et al. Ideal timing and predialysis nephrology care duration for dialysis initiation: from analysis of Japanese dialysis initiation survey. Ther Apher Dial. 2012; 16: 54-62.

18) 大友貴史, 雨宮守正, 井岡 崇, 他. 糖尿病性腎症と慢性糸球体腎炎による透析導入時の特徴とその移り変わりの検討: 自治医科大学における血液透析導入の検討 (2). 透析会誌. 2000; 33: 1143-8.

19) Banerjee D, Ma JZ, Collins AJ, et al. Long-term survival of incident hemodialysis patients who are hospitalized for congestive heart failure, pulmonary edema, or fluid overload. Clin J Am Soc Nephrol. 2007; 2: 1186-90.

20) 日本透析医学会. 維持血液透析ガイドライン: 血液透析処方. 透析会誌. 2013; 46: 587-632.

21) 日本透析医学会. 血液透析患者における心血管合併症の評価と治療に関するガイドライン. 透析会誌. 2011; 44: 337-425.

22) Kestenbaum B, Gillen DL, Sherrard DJ, et al. Calcium channel blocker use and mortality among patients with end-stage renal disease. Kidney Int. 2002; 61: 2157-64.

23) Nakao K, Makino H, Morita S, et al. Beta-blocker prescription and outcomes in hemodialysis patients from the Japan Dialysis Outcomes and Practice Patterns Study. Nephron Clin Pract. 2009; 113: c132-9.

24) Shoji T, Tsubakihara Y, Fujii M, et al. Hemodialysis-associated hypotension as an independent risk factor for two-year mortality in hemodialysis patients. Kidney Int. 2004; 66: 1212-20.

25) MacEwen C, Sutherland S, Daly J, et al. Relationship between hypotension

and cerebral ischemia during hemodialysis. J Am Soc Nephrol. 2017; 28: 2511-20.

26) 日本透析医学会. 慢性腎臓病に伴う骨・ミネラル代謝異常の診療ガイドライン. 透析会誌. 2012; 45: 301-56.

27) Jamal SA, Hayden JA, Beyene J. Low bone mineral density and fractures in long-term hemodialysis patients: a meta-analysis. Am J Kidney Dis. 2007; 49: 674-81.

28) Schwartz AV, Vittinghoff E, Bauer DC, et al. Association of BMD and FRAX score with risk of fracture in older adults with type 2 diabetes. JAMA. 2011; 305: 2184-92.

29) Schneider AL, Williams EK, Brancati FL, et al. Diabetes and risk of fracture-related hospitalization. Diabetes Care. 2013; 36: 1153-8.

30) Inaba M, Okuno S, Kumeda Y, et al. Increased incidence of vertebral fracture in older female hemodialyzed patients with type 2 diabetes mellitus. Calcif Tissue Int. 2005; 76: 256-60.

31) Sasaki N, Tsunoda M, Ikee R, et al. Efficacy and safety of eldecalcitol, a new active vitamin D3 analog, in the bone metabolism of postmenopausal women receiving maintenance hemodialysis. J Bone Miner Metab. 2015; 33: 213-20.

32) Saito O, Saito T, Asakura S, et al. Effects of raloxifene on bone metabolism in hemodialysis patients with type 2 diabetes. Int J Endocrinol Metab. 2012; 10: 464-9.

33) 永作大輔, 高橋竜平. 骨粗鬆症を合併する外来透析患者に対するデノスマブ治療に関する前向き臨床研究―治療開始1年間の経過―. 透析会誌. 2017; 50: 247-53.

34) Couchoud C, Bolignano D, Nistor I, et al. Dialysis modality choice in diabetic patients with end-stage kidney disease: a systematic review of the available evidence. Nephrol Dial Transplant. 2015; 30: 310-20.

35) Sanchez JE, Ortega T, Rodriguez C, et al. Efficacy of peritoneal ultrafiltration in the treatment of refractory congestive heart failure. Nephrol Dial Transplant. 2010; 25: 605-10.

［大西章史, 杉山 斉］

# 3 糖尿病治療薬の選択

**POINT▶**

- 薬剤選択に際しては，薬の代謝経路と患者の臓器障害のチェックが必要である．
- 高齢者は潜在的に腎機能低下を有するため，治療薬選択に注意を要する．
- SU薬やインスリン製剤との併用例では，特に低血糖の発現に対して注意する．

## ■ 糖尿病治療薬の選択にあたって

　糖尿病治療薬に限らず，全ての薬剤投与の際には薬の代謝経路と患者の臓器障害の有無を照らし合わせる必要があるが，特に糖尿病患者の場合，重篤な低血糖を回避するためにも，その合併症である腎症の有無と腎機能を評価し，適切な治療薬の選択と用量調整を心がける必要がある[1, 2]．各薬剤の腎機能に留意した具体的な注意点を以下に記す．

### ビグアナイド薬

　ビグアナイド薬は最も歴史のある糖尿病治療薬の一つで，欧米のガイドラインでも第一選択薬として位置づけられており，本邦においても使用頻度が高い薬剤である．単独投与では低血糖の可能性は低く，日常臨床でも安全に使用できる薬剤であるが，本剤投与が原因で生じうる乳酸アシドーシス発生には，その致死率の高さからも十分な注意が必要である．

　ビグアナイド薬投与中に乳酸アシドーシスをきたす症例は，その大半が投与禁忌や慎重投与となっている症例であることから，糖尿病学会の「ビグアナイド薬の適正使用に関する委員会」は，「メトホルミンの適正使用に関するRecommendation」[3]（2012年2月1日第一版，2016年5月12日改訂）を出し，注意喚起している．2016年5月12日の改訂で，従来のクレアチニ

**表1** メトホルミンの適正使用に関する Recommendation（要旨）

まず，経口摂取が困難な患者や寝たきりなど，全身状態が悪い患者には投与しないことを大前提とし，以下の事項に留意する．

### 1. 腎機能障害患者（透析患者を含む）

・腎機能を推定糸球体濾過量 eGFR で評価する．
　eGFR 30（mL/分/1.73 m$^2$）未満：メトホルミン禁忌．
　eGFR 30～45：慎重投与．
・脱水，ショック，急性心筋梗塞，重症感染症，ヨード造影剤の併用など
　　→ eGFR の急激な低下に注意．
・eGFR 30～60：ヨード造影剤検査前 or 造影時にメトホルミン中止
　　→ 48 時間後に eGFR を再評価して再開．
・eGFR が 45 以上また 60 以上の場合でも，腎血流量を低下させる薬剤（レニン・アンジオテンシン系阻害薬，利尿薬，NSAIDs など）の使用などによる腎機能の急激な悪化に注意．

### 2. 脱水，シックデイ，過度のアルコール摂取などの患者への注意・指導が必要な状態

・全てのメトホルミンは，脱水，脱水状態が懸念される下痢，嘔吐等の胃腸障害のある患者，過度のアルコール摂取の患者で禁忌．利尿作用を有する薬剤（利尿剤，SGLT2 阻害薬等）との併用時には，特に脱水に対する注意が必要．

【患者，患者家族への指導】
・シックデイの際には脱水が懸念されるので，いったん服薬を中止し，主治医に相談する．
・脱水を予防するために日常生活において適度な水分摂取を心がける．
・過度のアルコール摂取を避け適量にとどめ，肝疾患などのある症例では禁酒する．

### 3. 心血管・肺機能障害，手術前後，肝機能障害などの患者

・全てのメトホルミンは，高度の心血管・肺機能障害（ショック，急性うっ血性心不全，急性心筋梗塞，呼吸不全，肺塞栓など低酸素血症を伴いやすい状態），外科手術（食事制限のない小手術を除く）前後は禁忌．
・メトホルミンでは軽度～中等度の肝機能障害に慎重投与．

### 4. 高齢者

・メトホルミンは高齢者では慎重に投与する．高齢者では腎機能，肝機能の予備能が低下していることが多いことから定期的に腎機能（eGFR），肝機能や患者の状態を慎重に観察し，投与量の調節や投与の継続を検討しなければならない．
・特に 75 歳以上の高齢者ではより慎重な判断が必要．

2012 年 2 月 1 日第一版，2016 年 5 月 12 日改訂
（日本糖尿病学会．メトホルミンの適正使用に関する Recommendation）[3]

ンによる腎機能評価から推定糸球体濾過量 eGFR による評価へと変更されている．すなわち，eGFR 30 mL/ 分 /1.73 m$^2$ 未満の症例ではメトホルミン禁忌，eGFR 30〜45 mL/ 分 /1.73 m$^2$ の症例では慎重投与とされている．さらに，脱水やショック，ヨード造影剤の併用など，eGFR の急激な低下する可能性があるケースには注意が必要で，eGFR 30〜60 mL/ 分 /1.73 m$^2$ 未満の症例では，ヨード造影検査前あるいは造影時にメトホルミンを中止し，48 時間後に eGFR を再評価してから再開することとされている．その他，腎血流量を低下させる薬剤（レニン・アンジオテンシン系阻害薬，利尿薬，NSAIDsなど）を使用中の場合も腎機能の急激な増悪に注意が必要である．

　また，高齢者では腎機能，肝機能の予備能が低下していることが多いため，定期的に腎機能や患者の状態を観察して，投与量の調節や投与の継続を検討すべきとされている 表1 ．

## DPP-4 阻害薬

　DPP-4 阻害薬はわが国で最も使用頻度の高い経口糖尿病薬であるが，その薬理学的特性，すなわち膵 $\beta$ 細胞のシグナル伝達において増幅経路を介したグルコース濃度依存性のインスリン分泌促進作用を有するため，単独投与では低血糖の発現率は極めて低い．しかしながら，腎機能低下例においては腎からの排泄が遅延するため，代謝・排泄経路が腎主体の薬剤については，腎機能低下の程度に応じた用量調整が必要となる．

　具体的には，体内であまり代謝されずに主に未変化体で腎臓から排泄されるシタグリプチン，アログリプチンなどは，腎機能低下例では減量が必要となる．一方，胆汁排泄型のリナグリプチンや肝代謝と腎排泄が半々であるテネリグリプチンは，腎機能低下例でも用量調節なく使用できる薬剤である．また，近年は週 1 回投与の DPP-4 阻害薬も登場しているが，作用持続時間が長いため効果の遷延に注意が必要であり，腎排泄を主体とするトレラグリプチンは，重度腎障害あるいは末期腎不全に対しては禁忌である 表2 ．

　また，単独での低血糖の発現は少ないものの，スルホニル尿素（SU）薬やインスリンとの併用により重篤な低血糖を呈するケースが報告されており，十分な注意が必要である．

表2 DPP-4阻害薬の血中半減期と作用時間

| 一般名 | 商品名 | 血中半減期 (時間) | 作用時間 (時間) | 用法・用量 | 代謝・排泄経路 | 中等度腎障害 | 重度腎障害 末期腎不全 |
|---|---|---|---|---|---|---|---|
| シタグリプチンリン酸塩水和物 | ジャヌビアグラクティブ | 12 | 24 | 50~100 mg 1日1回 | 主に腎排泄 79~88%が尿中に排泄 | 25 mg 1日1回 | 12.5 mg 1日1回 |
| ビルダグリプチン | エクア | 2.4 | 12~24 | 50 mg 1日2回 | 主に肝代謝 22.7%が尿中に排泄 | 50 mg 1日2回 | 50 mg 1日1回 |
| アログリプチン安息香酸塩 | ネシーナ | 17 | 24 | 25 mg 1日1回 | 主に腎排泄 72.8%が尿中に排泄 | 12.5 mg 1日1回 | 6.25 mg 1日1回 |
| リナグリプチン | トラゼンタ | 105 | 24 | 5 mg 1日1回 | 主に胆汁排泄 (尿: 約5%, 糞: 約80%) | 用量調節なし | 用量調節なし |
| テネリグリプチン臭化水素酸塩水和物 | テネリア | 24.2 | 24 | 20~40 mg 1日1回 | 肝代謝＋腎排泄 21.0~22.1%が尿中に排泄 | 用量調節なし | 用量調節なし |
| アナグリプチン | スイニー | 2 | 12~24 | 100~200 mg 1日2回 | 主に腎排泄 73.2%が尿中に排泄 | 用量調節なし | 100 mg 1日1回 |
| サキサグリプチン水和物 | オングリザ | 6.5~6.8 | 24 | 5 mg 1日1回 | 肝代謝＋腎排泄 15.8%が尿中に排泄 | 2.5 mg 1日1回 | 2.5 mg 1日1回 |
| トレラグリプチンコハク酸塩 | ザファテック | 54.3 | 168 | 100 mg 週1回 | 主に腎排泄 76.1~76.6%が尿中に排泄 | 50 mg 週1回 | 禁忌 |
| オマリグリプチン | マリゼブ | 38.9 | 168 | 25 mg 週1回 | 主に腎排泄* 74%が尿中に排泄 | 用量調節なし | 12.5 mg 週1回 |

(各社添付文書をもとに作成)

*オマリグリプチンの排泄には, 糸球体濾過および再吸収が関与する.

## GLP-1 受容体作動薬

　GLP-1 受容体作動薬も DPP-4 阻害薬と同様にグルコース濃度依存性のインスリン分泌促進作用を有するため，単独投与での低血糖の発現は極めて稀であるが，SU 薬およびインスリンとの併用で重篤な低血糖を引き起こす可能性があることに留意する必要がある．GLP-1 受容体作動薬の中で，エキセナチドは DPP-4 による分解に抵抗性を示し，主に腎臓で分解されるため，腎機能低下例では血中半減期が延長し，重度腎機能障害例への投与は禁忌である 表3 ．

## SGLT2 阻害薬

　SGLT2 阻害薬は近位尿細管でのグルコース再吸収を阻害し，尿糖排泄量を増大させることにより高血糖を是正する薬剤であるが，単独投与において重篤

表3 GLP-1 受容体作動薬の血中半減期と作用時間

| 一般名 | 商品名 | 血中半減期<br>（時間） | 作用時間<br>（時間） | 用法・用量 | 重度腎機能<br>障害への<br>投与 |
|---|---|---|---|---|---|
| リラグルチド | ビクトーザ<br>皮下注 18 mg | 14〜15 | >24 | 0.9 mg を<br>1 日 1 回<br>0.3 mg から<br>開始し漸増 | 慎重投与 |
| エキセナチド | バイエッタ皮下注<br>5 μg/10 μg ペン 300 | 1.4 (5 μg)<br>1.3 (10 μg) | 8 | 1 回 5 μg を<br>1 日 2 回<br>1 回 10 μg，1 日<br>2 回に増量可 | 禁忌 |
| リキシセナチド | リキスミア<br>皮下注 300 μg | 2.12 (10 μg)<br>2.45 (20 μg) | 10 | 20 μg を<br>1 日 1 回<br>10 μg から開<br>始し漸増 | 慎重投与 |
| エキセナチド<br>（持続性注射<br>剤） | ビデュリオン<br>皮下注用 2 mg | —* | —* | 2 mg を週 1 回 | 禁忌 |
| デュラグルチド | トルリシティ皮<br>下注 0.75 mg ア<br>テオス | 108 | 168 | 0.75 mg を<br>週 1 回 | 投与可 |

*徐放製剤のため，該当データなし　　　　　　　　　　　　（各社添付文書をもとに作成）

な低血糖を引き起こすことは稀である．作用機序からも腎機能障害患者において低血糖リスクが増大する可能性は低いが，腎機能が低下した症例では尿中グルコース排泄量が減少し薬効が落ちるため，eGFR が高度に低下したケースでは通常用いない．また，特に高齢者や腎機能の低下した患者では多尿による脱水の可能性にも配慮する必要がある．

## SU 薬，速効型インスリン分泌促進薬（グリニド薬）

腎機能低下例への SU 薬投与により，重篤かつ遷延性の低血糖症を引き起こす可能性があり，重篤な腎機能障害がある患者に対する SU 薬の投与は禁忌である．軽度腎機能低下症例に用いる場合も，その用量には細心の注意が必要である．

グリニド薬は，作用持続時間が短いため一般的に SU 薬よりも低血糖のリスクは少ないが，特に腎機能障害を有する患者では低血糖に対する注意が必要で，低用量から開始するなど投与量に十分注意し，慎重に観察しながら投与すべきである．ナテグリニド（半減期: 1.1〜1.3 時間）は活性代謝物が主に腎から排泄されるため，添付文書上は「透析を必要とするような重篤な腎機能障害のある患者」では禁忌となっている．ミチグリニドカルシウム（半減期: 約1.2 時間，腎排泄型）とレパグリニド（半減期: 46〜67 分，胆汁排泄型）は腎機能障害を有する患者には慎重投与とされており禁忌ではないが，前者では腎機能の低下に伴い血中半減期が延長し（中等度腎機能障害患者で約 2.2 倍，重度腎機能障害患者で約 8 倍），後者でも重度腎機能障害患者で最高血中濃度が 1.3 倍に上昇することが添付文書で示されており，安易な使用は避けるべきである．

## その他の薬剤（αグルコシダーゼ阻害薬，チアゾリジン薬）

αグルコシダーゼ阻害薬は腎機能の低下した患者で慎重投与，チアゾリジン薬は重篤な腎機能障害患者で禁忌ある．

## インスリン

インスリンは腎機能低下例にも比較的安全に使用できる治療法で，腎不全症例における治療選択肢となりやすい．しかしながら，腎機能の低下によりイン

スリンの分解も遅れるため，腎不全の進行とともにインスリン必要量が減少することが多く，低血糖に対する注意が必要である．また，インスリン療法からの離脱を検討する際は内因性インスリン分泌能を評価する必要があるが，腎機能低下例では血中 C-ペプチドの腎臓での代謝・排泄が遅れるため，血中 C-ペプチドが見かけ上高値となり，内因性インスリン分泌能を過大評価するおそれがある．したがって，可能であればグルカゴン負荷試験による内因性インスリン分泌能の評価が望ましい．

## 腎保護作用が期待される糖尿病治療薬

集約的治療が腎症の発症予防と早期腎症からの進展予防に有効であることが示されており，わが国で行われた J-DOIT3 においても強化療法によって腎イベント（腎症の発症・進展）が 32％有意に抑制された[4]．

一方，糖尿病治療薬の中には，動物実験レベルあるいは小規模な臨床スタディで腎保護作用を示唆するものも散見されるが，現時点でレニン・アンジオテンシン系阻害薬に匹敵するエビデンスを備えた薬剤はない．最近，SGLT2 阻害薬エンパグリフロジンが 2 型糖尿病患者の心血管リスクを低減する可能性を示した EMPA-REG OUTCOME 試験[5] のサブ解析にて，エンパグリフロジンはプラセボと比較して腎置換療法（透析など）の開始を 55％減少，血清クレアチニンの倍化を 44％減少，顕性蛋白尿への進行を 38％減少させたことが報告され[6]，注目を集めている．また，SGLT2 阻害薬カナグリフロジンでも同様に腎イベントのリスクを低減することが示され（CANVAS Program）[7]，それらのメカニズムとしては，腎糸球体輸入細動脈拡張の解除を介した糸球体内圧の低下などが想定されている．

さらに，GLP-1 受容体作動薬でも，リラグルチドを用いた LEADER 試験[8]，セマグルチド（2018 年 3 月に製造販売承認を取得）を用いた SUSTAIN-6 試験[9] で腎症の新規発症と悪化が実薬群で有意に抑制されたことが報告された．今後，腎保護効果を有するとされるこれらの糖尿病治療薬の臨床的位置づけを確立するためには，現在進行中のスタディも含めてさらなるエビデンスの集積が必要である．

## 文 献

1) 日本腎臓学会, 編. CKD 診療ガイド 2012. 東京: 東京医学社; 2012. p.73-5.
2) 日本透析医学会, 編. 血液透析患者の糖尿病治療ガイド 2012. 透析会誌. 2013; 46: 334-9.
3) 日本糖尿病学会. メトホルミンの適正使用に関する Recommendation. http://www.fa.kyorin.co.jp/jds/uploads/recommendation_metformin.pdf
4) Ueki K, Sasako T, Okazaki Y, et al. Effect of an intensified multifactorial intervention on cardiovascular outcomes and mortality in type 2 diabetes (J-DOIT3): an open-label, randomised controlled trial. Lancet Diabetes Endocrinol. 2017; 5: 951-64.
5) Zinman B, Wanner C, Lachin JM, et al. Empagliflozin, cardiovascular outcomes, and mortality in type 2 diabetes. N Engl J Med. 2015; 373: 2117-28.
6) Wanner C, Inzucchi SE, Lachin JM, et al. Empagliflozin and Progression of kidney disease in type 2 diabetes. N Engl J Med. 2016; 375: 323-34.
7) Neal B, Perkovic V, Mahaffey KW, et al. Canagliflozin and cardiovascular and renal events in type 2 diabetes. N Engl J Med. 2017; 377: 644-57.
8) Marso SP, Daniels GH, Brown-Frandsen K, et al. Liraglutide and cardiovascular outcomes in type 2 diabetes. N Engl J Med. 2016; 375: 311-22.
9) Marso SP, Bain SC, Consoli A, et al. Semaglutide and cardiovascular outcomes in patients with type 2 diabetes. Engl J Med. 2016; 375: 1834-44.

［利根淳仁, 四方賢一］

# 4 集約的治療

**POINT**
- 血糖，血圧，脂質やライフスタイルに対する集約的治療が糖尿病血管合併症の抑制に重要である．
- Steno-2研究では，早期腎症を有する患者に集約的治療を行うことで糖尿病血管合併症の進展が抑制され，長期にわたる生命予後の延伸にもつながることが示された．
- 集約的治療により顕性腎症期以降の腎症の進展を抑制しうるか否か，現時点では十分なエビデンスはなく，今後の研究成果が期待されている．

## 糖尿病性腎症に対する集約的治療

　本邦における多施設共同前向きコホート研究では，糖尿病性腎症の増悪因子として，当初のアルブミン尿，ベースラインのHbA1c高値，収縮期高血圧，喫煙が報告されており[1]，その他にも，糖尿病性腎症の進展には，脂質異常，肥満，高尿酸血症など多くの病態が関与するとされている．また糖尿病患者においては微量アルブミン尿自体が心血管合併症の危険因子であると報告されている[2]．糖尿病性腎症を有する患者に対して厳格な血糖や血圧の管理，またレ

**表1** 糖尿病性腎症の発症・進展予防を目指した集約的治療

① 血糖管理
② 血圧管理
　・レニン・アンジオテンシン系阻害薬の使用
③ 脂質異常症の治療
④ ライフスタイルへの介入
　・食事療法：蛋白制限，塩分制限
　・運動療法
　・禁煙
　・適正体重の維持

ニン・アンジオテンシン系阻害薬を使用し集学的に治療することで，糖尿病性腎症の発症・進展抑制のみならずアルブミン尿・蛋白尿の減少（退縮）や正常アルブミン尿への改善（寛解）を認めることが明らかになってきている[3]．

糖尿病の治療の基本は，食事・運動療法を中心にして，薬物療法を適宜併用し厳格な血糖・血圧管理を行うことであるが，糖尿病性腎症の発症・進展抑制に関しても，薬物療法のみでの達成は困難であり食事療法，運動療法を含めた集約的治療が重要である．

糖尿病性腎症の発症・進展抑制を目指した集約的治療について 表1 にまとめた．血糖・血圧のみならず，脂質やライフスタイルへの集約的治療が糖尿病患者において心血管疾患を含む糖尿病血管合併症を抑制し予後の延伸に重要であると考えられる．

## ■ 早期腎症を有する2型糖尿病に対する集約的治療の効果

糖尿病性腎症の発症・進展に関連する各因子について，集約的に管理を行った治療効果を検証したものが，デンマークのステノ糖尿病センターで行われたRCTであるSteno-2研究である．

本研究は，微量アルブミン尿を有する平均55.1歳の2型糖尿病患者160例に対して，医師，看護師，栄養士からなるプロジェクトチームにより行われた幅広い集約的治療の効果を標準的治療と比較した臨床試験である．参加者は集約的治療群（80例）と標準的治療群（80例）に割り付けられ，集約的治療群には，ライフスタイルへの介入，厳格な血糖および血圧の管理に加えて，血清脂質の管理，ACE阻害薬あるいはARBの投与，ビタミンC・Eなどサプリメントの投与，アスピリンの投与などが包括的に行われ 表2 ，糖尿病性腎症を含む糖尿病血管合併症の進展が比較検討された．

平均3.8年の追跡により，集約的治療群（73例）では標準的治療群（76例）に比べ，腎症の発現が73％抑制され，網膜症，自律神経障害の進展もそれぞれ55％，68％抑制された[4] 図1 ．

また，平均7.8年間の多因子介入[5]により心血管疾患も集約的治療群で53％の減少が認められたが，2次エンドポイントとして評価された腎症への効果については，早期腎症から顕性腎症への進展は標準的治療群（67例）と

**表2** Steno-2 研究で行われた集約的治療

- 管理目標値：食事運動療法で達成できなければ段階的薬物療法を導入
- 血糖管理：HbA1c 6.5%未満
- 血圧管理：140/85 mmHg 未満
- 総コレステロール値 190 mg/dL 未満，中性脂肪値 150 mg/dL 未満
- ライフスタイルへの介入
- 食事療法（脂質：1 日の摂取エネルギー量の 30%未満，飽和脂肪酸を 10%未満に制限）
- 運動療法（軽度～中等度の運動を 3～5 回/週）
- 禁煙指導
- レニン・アンジオテンシン系阻害薬の投与（血圧に関係なく）
- アスピリンの投与（虚血性心疾患を有する者）
- ビタミン C・E などのサプリメントの投与

（Gæde P, et al. Lancet. 1999; 353: 617-22 より引用改変)[4]

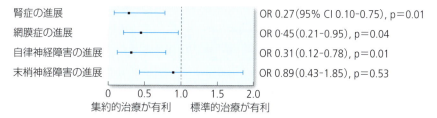

**図1** Steno-2 研究：3.8 年の介入結果
（Gæde P, et al. Lancet. 1999; 353: 617-22 より引用改変)[4]

比較して集約的治療群（63 例）で 61%減少しており，30%の患者では微量アルブミン尿の正常化が認められた．

　介入試験終了後，標準的治療群にも集約的治療を導入し平均 5.5 年間の経過観察を行ったところ，両群の血糖・血圧・脂質管理などの臨床パラメータの間に差がなくなったものの，全死亡リスクが 46%低下し，さらに心血管死および心血管イベントのリスクの低下に加えて，糖尿病性腎症の進展も 56%抑制された[6]．

　さらに介入開始後平均 21.2 年の観察研究[7]においては，試験開始時に集約的治療群に割り付けられた症例では総死亡リスクは約 45%低下し，中央値 7.9 年以上の生存期間の延長が認められた 図2 ．特に心血管疾患のリスク低

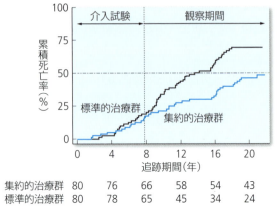

**図2** Steno-2 研究：集約的治療による生存期間の延長
(Gæde P, et al. Diabetologia. 2016; 59: 2298-307 より引用改変)[7]

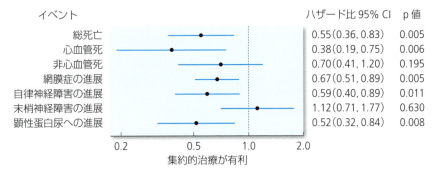

**図3** Steno-2 研究：死亡リスクおよび細小血管合併症の抑制効果
(Gæde P, et al. Diabetologia. 2016; 59: 2298-2307 より引用改変)[7]

下が顕著であり，最初の心血管イベント発症までの期間は集約的治療群で8.1年長かった．糖尿病性細小血管障害に関しては末梢神経障害を除くすべての合併症の進展抑制が認められ，特に顕性腎症への進展抑制は約50%のリスク低下が認められた 図3 ．

腎機能の推移に注目すると，eGFRの低下速度は集約的治療群では3.1 mL/分/1.73 m$^2$/年（95% CI: 2.8-3.4）であったのに対して，標準的治療群で4.0 mL/分/1.73 m$^2$/年（95% CI: 3.6-4.4）で約28%低下速度が速く，集約的治療により年率にして0.9 mL/分/1.73 m$^2$（P<0.001）の腎機能低下が

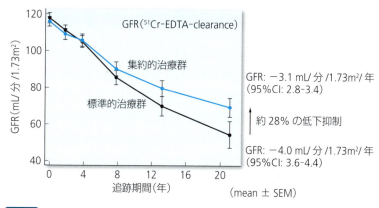

**図4** Steno-2研究：集約的治療の腎機能への影響
(Oellgaard J, et al. Kidney Int. 2017; 91: 982-8 より引用改変)[8]

抑えられたことになる[8]．**図4**．

　糖尿病発症早期からの厳格な血糖管理が持続的な合併症の抑制に関連することは，"metabolic memory"などとも呼ばれる[9]．本試験は比較的小規模のRCTであることに留意が必要であるが，集約的治療についても同様の長期的な合併症の抑制が示され，早期からの厳格な血糖・血圧・脂質などの総合的な治療が糖尿病血管合併症の予防のみならず生命予後の延伸につながることが示されているといえる．

## 顕性腎症患者に対する集約的治療の効果

　集約的治療により顕性腎症期以降の腎症の進展を抑制できるか否かということについて，小規模のRCTでは進行した腎症に対しても集約的治療により末期腎不全への進展を抑制できるとする報告[10]もあるが，現時点では十分なエビデンスがない．

　現在本邦において顕性腎症期患者を対象に，チーム医療による集約的治療を行い，腎症の進展抑制・寛解を目的としたDNETT-Japan（Diabetic Nephropathy Remission and Regression Team Trial）と呼ばれる多施設共同研究[11]が2004年より進行中であり，日本における糖尿病性腎症に対する集約的治療の有用性が期待されている．

## 本邦における糖尿病性腎症の進展抑制のための集約的治療

糖尿病性腎症は本邦における透析導入原疾患の多くを占め，難治性の病態であるが，特に早期腎症では集約的治療により寛解が望めるものと考えられている．糖尿病性腎症を有する患者が重症化し透析導入となることを避けるため，薬物治療を受けている糖尿病性腎症第2期以上の患者で血糖高値の者に対して，個別のリスク評価のもとに専任の医師・看護師・管理栄養士からなる透析予防診療チームにより食事運動療法をはじめとした生活習慣への介入を行った場合に糖尿病透析予防指導管理料を算定できる 図5 ．また一定の施設基準を満たす施設では，専任の医師が腎不全期の患者に対して必要な運動療法について指導した場合に腎不全期患者指導加算が算定できる．

また糖尿病性腎症の進展予防に関する地域での取り組みとして，健診等で抽出された糖尿病性腎症のハイリスク者や糖尿病治療中断者，健診未受診者などに対して，かかりつけ医，専門施設ならびに行政が連携し腎不全，透析への移行を防止することを目的とした糖尿病性腎症重症化予防プログラムの策定が各地域で進められている．

糖尿病性腎症のハイリスク患者を網羅的に抽出し適切に集約的治療を行うことで，末期腎不全ならびに透析治療への進展を抑制できるものと期待される．

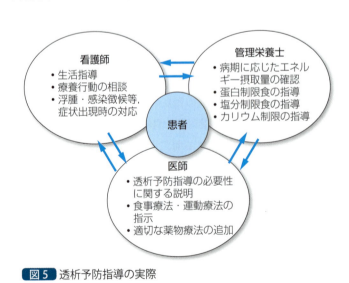

図5 透析予防指導の実際

## 文 献

1) Katayama S, Moriya T, Tanaka S, et al. Low transition rate from normo- and low microalbuminuria to proteinuria in Japanese type 2 diabetic individuals: the Japan Diabetes Complications Study (JDCS). Diabetologia. 2011; 54: 1025-31.

2) Bruno G, Merletti F, Biggeri A, et al. Fibrinogen and AER are major independent predictors of 11-year cardiovascular mortality in type 2 diabetes: the Casale Monferrato Study. Diabetologia. 2005; 48: 427-34.

3) Araki S-i, Haneda M, Sugimoto T, et al. Factors associated with frequent remission of microalbuminuria in patients with type 2 diabetes. Diabetes. 2005; 54: 2983-7.

4) Gæde P, Vedel P, Parving H-H, et al. Intensified multifactorial intervention in patients with type 2 diabetes mellitus and microalbuminuria: the Steno type 2 randomised study. Lancet. 1999; 353: 617-22.

5) Gæde P, Vedel P, Larsen N, et al. Multifactorial intervention and cardiovascular disease in patients with type 2 diabetes. N Engl J Med. 2003; 348: 383-93.

6) Gæde P, Lund-Andersen H, Parving H-H, et al. Effect of a multifactorial intervention on mortality in type 2 diabetes. N Engl J Med. 2008; 358: 580-91.

7) Gæde P, Oellgaard J, Carstensen B, et al. Years of life gained by multifactorial intervention in patients with type 2 diabetes mellitus and microalbuminuria: 21 years follow-up on the Steno-2 randomised trial. Diabetologia. 2016; 59: 2298-307.

8) Oellgaard J, Gæde P, Rossing P, et al. Intensified multifactorial intervention in type 2 diabetics with microalbuminuria leads to long-term renal benefits. Kidney Int. 2017; 91: 982-8.

9) Holman RR, Paul SK, Bethel MA, et al. 10-year follow-up of intensive glucose control in type 2 diabetes. N Engl J Med. 2008; 359: 1577-89.

10) Fogelfeld L, Hart P, Miernik J, et al. Combined diabetes-renal multifactorial intervention in patients with advanced diabetic nephropathy: Proof-of-concept. J Diabetes Complications. 2017; 31: 624-30.

11) Shikata K, Haneda M, Koya D, et al. Diabetic Nephropathy Remission and Regression Team Trial in Japan (DNETT-Japan): rationale and study design. Diabetes Res Clin Pract. 2010; 87: 228-32.

[梶谷展生]

## Column 2

# チーム医療の実践スキル

## チーム医療とは

チーム医療の推進に関して，厚生労働省より「医療スタッフの協働・連携によるチーム医療の推進について」（平成 22 年 4 月 30 日付け医政発第 0430 第 1 号厚生労働省医政局長通知）が発出されている[1]．これによると，チーム医療の説明として「多種多様な医療スタッフが，各々の高い専門性を前提とし，目的と情報を共有し，業務を分担するとともに互いに連携・補完し合い，患者の状況に的確に対応した医療を提供する」と記されている．

医療現場でチーム医療という言葉は広く使われているが，その意味合いは対象とする疾患などにより異なってくる．糖尿病性腎症の治療におけるチーム医療として，高い専門性を有した医療スタッフの連携，すなわちかかりつけ医と専門医，看護師，管理栄養士，理学療法士をはじめとするリハビリテーションスタッフ，薬剤師，社会福祉士，保健師，あるいは臨床検査技師などが密接に連携したものが展開されている．さらに近年，チーム医療を実践するための診療体制や診療報酬も整いつつある．本稿では，重要性が増している糖尿病性腎症のチーム医療の実践について述べたい．

## 糖尿病性腎症におけるチーム医療の目的

糖尿病性腎症は本邦における透析導入の原疾患の第 1 位であり，透析導入を防ぐことは国の掲げる健康日本 21（第 2 次）での課題となっている．さらに近年，糖尿病性腎症に関連したサルコペニアやフレイルといった身体能力の低下も大きな社会問題となっている．これら諸問題に対して，医師による薬物療法や外来指導のみで十分な治療効果を得ることは難しい．そこで，多職種のスタッフからなるチーム医療により多方面から患者を支えることで，良好な ADL・生命予後を達成することが糖尿病性腎症におけるチーム医療の目的である．

**表1** チーム医療がもたらす具体的な効果

①疾病の早期発見・回復促進・重症化予防など医療・生活の質の向上
②医療の効率性の向上による医療従事者の負担の軽減
③医療の標準化・組織化を通じた医療安全の向上

これら効果の実現のために，様々な仕組みがこれまで構築されている.

　糖尿病性腎症の患者は合併症が多く，高度な医療管理が必要となる例が多い．そのためスタッフの負担は大きく，さらに複雑・高度化する医療を安全に行うことが求められている．そのような状況下にあり，チーム医療が必要であることは論を俟たない．厚生労働省による「チーム医療の推進について（チーム医療の推進に関する検討会 報告書)」（平成22年3月19日）において，チーム医療の具体的な効果として医療・生活の質の向上，医療従事者の負担軽減，医療安全の向上などを挙げられている**表1**[2].

## 糖尿病性腎症のチーム医療を実践する仕組み

　糖尿病性腎症のチーム医療として，まず医療スタッフによるチーム形成が必要である．しかしながら，チームを発足するのみでは医療の実践・継続，さらには患者予後の改善に繋がることは難しく，それを支える様々な仕組みが必要となる**図1**.

　まず，個々のスタッフが連携し互いに補完する関係性が必要となる．また，糖尿病性腎症に対する質の高い医療を提供するため，医療スタッフ個々の専門性を高める教育や資格制度が求められる．これら連携，専門性による役割分担は医療スタッフのみならず，医療機関にもあてはまる．すなわち，医療機関同士の連携や役割分担もまた，高い水準のチーム医療に必要とされる．

　また，チーム医療を実践する医療スタッフを充足して配置するために，医療機関等の経営的基盤に対する支援が必要であり，糖尿病透析予防指導管理料などの診療報酬の整備も進んでいる．さらに，糖尿病性腎症は無自覚で進行するため，自覚症状のない未治療者などのハイリスク患者に対する早期介入が重要となる．それらの対象者抽出は個々の医療機関では難しいため，自治体レベルでの対応を推進するための糖尿病性腎症重症化予防プログラムの策定と各自治体での実践が進んでいる．

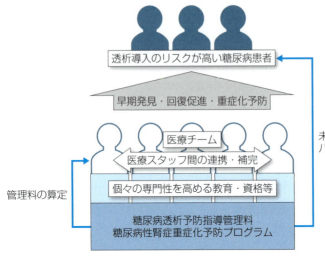

**図1** 糖尿病性腎症におけるチーム医療の実践

## チーム医療における専門性

　チーム医療は専門職が協力することで行われるが，各専門職がさらにチームの目的に応じた専門的な知識を身につけることで，全体的なレベル向上に繋がる．糖尿病性腎症に関する資格としては医師における腎臓専門医や糖尿病専門医などの資格に加えて，医師以外のメディカルスタッフにおける専門性を高めるための職種横断的な資格もいくつか存在する．

　日本糖尿病療養指導士は日本糖尿病療養指導士認定機構により認定されたメディカルスタッフである．資格の対象は看護師，管理栄養士，薬剤師，臨床検査技師，理学療法士であり，糖尿病の療養指導，すなわち自己管理の指導を行う．

　また，標準的な慢性腎臓病（CKD）の保存療法の現場への浸透を目的として腎臓病療養指導士の認定制度が2018年からスタートした．日本腎臓学会，日本腎不全看護学会，日本栄養士会，日本腎臓病薬物療法学会が共同で立ち上げ，資格の対象となるのは看護師，管理栄養士，薬剤師の3分野の方々である．

　さらに，医師の指示の下でのインスリン投与量の調整などを含む特定行為が

研修を受けた看護師に認められるよう保健師助産師看護師法が改正され，平成27年10月より施行された．メディカルスタッフの役割の拡大は今後も推進されていくと考えられ，チーム医療の推進に繋がると思われる．

## チーム医療を推進する診療体制

糖尿病性腎症の重症化予防を全国展開するため，国レベルで支援する観点から，厚生労働省において平成28年に糖尿病性腎症重症化予防プログラムが策定された．本プログラムは，糖尿病が重症するリスクが高い医療機関の未受診者や受診中断者などを対象として，受診勧奨や保健指導を行うことで治療につなげること，さらに通院患者のうち重症化リスクの高い者に対して保健指導を行い，人工透析への移行を防止することを基本的な考え方としている．

本プログラムに対する具体的な取り組みが各自治体で進んでいる．例えば石川県では「いしかわ糖尿病性腎症重症化予防プログラム」として，石川県医師会，石川県糖尿病対策推進会議，石川県保険者協議会，石川県がそれぞれ役割分担を行い，プログラムの推進に取り組んでいる．

プログラムでは紹介・連携基準を作成し，一定の基準を参考に専門医とかかりつけ医が連携して診療を行っている（p.22 図16，p.23 図17 参照）．具体的には保険者が個別に定める基準に基づき患者を抽出し，個別面談や電話などで受診勧告を行う．さらに，糖尿病性腎症の第2〜4期などのハイリスク患者を抽出して保健指導が実施される．

かかりつけ医と専門医は糖尿病患者の診療にあたり，糖尿病の紹介・連携基準 表2 [3] を参考に必要に応じて紹介・逆紹介を行う方針となっている．糖尿病の合併症として重要である眼科や歯科疾患においても留意されている点が興味深い．

さらに本プログラムでは事業の成果の検証が予定されている．「石川県医療計画」の「糖尿病の医療提供体制を評価するための数値目標」において，体制の構築（合併症対応医療機関数等），提供の方法・手順（教育入院を受けた患者数等），成果（糖尿病性腎症による透析導入数等）の目標を定めている．目標を達成するための，PDCAサイクル（plan-do-check-act cycle）を回すことの重要性がプログラムに明記されており，今後は各自治体の実施状況に応じて改善が進むことが期待される．

**表2** かかりつけ医から糖尿病専門医・専門医療機関への紹介基準～主に糖尿病治療ガイドより～（作成：日本糖尿病学会，監修：日本医師会）

### 1. 血糖コントロール改善・治療調整

○薬剤を使用しても十分な血糖コントロールが得られない場合，あるいは次第に血糖コントロール状態が悪化した場合
（血糖コントロール目標（※1）が達成できない状態が3カ月以上持続する場合は，生活習慣のさらなる介入強化や悪性腫瘍などの検索を含めて，紹介が望ましい）．

※1. 血糖コントロール目標

| 目標 | 血糖正常化を目指す際の目標 | 合併症予防のための目標 | 治療強化が困難な際の目標 |
|---|---|---|---|
| HbA1c（％） | 6.0 未満 | 7.0 未満 | 8.0 未満 |

高齢者については“高齢者糖尿病の血糖コントロール目標”を参照

○新たな治療の導入（血糖降下薬の選択など）に悩む場合．
○内因性インスリン分泌が高度に枯渇している場合（1型糖尿病等）．
○低血糖発作を頻回に繰り返す場合．
○妊婦へのインスリン療法を検討する場合．
○感染症が合併している場合．

### 2. 教育入院

○食事・運動療法，服薬，インスリン注射，血糖自己測定など，外来で十分に指導ができない場合（特に診断直後の患者や，教育入院経験のない患者ではその可能性を考慮する）．

### 3. 慢性合併症

○慢性合併症（網膜症，腎症（※2），神経障害，冠動脈疾患，脳血管疾患，末梢動脈疾患など）発症のハイリスク者（血糖・血圧・脂質・体重等の難治例）である場合．
○上記糖尿病合併症の発症，進展が認められる場合．
※2. 腎機能低下や蛋白尿（アルブミン尿）がある場合は“かかりつけ医から腎臓専門医・専門医療機関への紹介基準”を参照のこと．

### 4. 急性合併症

○糖尿病ケトアシドーシスの場合（直ちに初期治療を開始し，同時に専門医療機関への緊急の移送を図る）．
○ケトン体陰性でも高血糖（300 mg/dL 以上）で，高齢者などで脱水徴候が著しい場合（高血糖高浸透圧症候群の可能性があるため速やかに紹介することが望ましい）．

### 5. 手術

○待機手術の場合（患者指導と，手術を実施する医療機関への日頃の診療状態や患者データの提供が求められる）．
○緊急手術の場合（手術を実施する医療機関からの情報提供の依頼について，迅速に連携をとることが求められる）．

上記基準ならびに地域の状況等を考慮し，かかりつけ医が紹介を判断し，かかりつけ医と専門医・専門医療機関で逆紹介や併診等の受診形態を検討する．
〔日本糖尿病学会ホームページ「かかりつけ医から糖尿病専門医・専門医療機関への紹介基準」（2018年2月27日）〕

このように国が提示したプログラムを，各自治体によって現状に即した形で適用し，専門性の高いチーム医療によって患者予後を改善する取り組みが進んでいる．

## チーム医療に対する診療報酬

医療機関においてチーム医療を実践するにあたり，診療報酬が算定されることは継続の基盤となる．平成24年度診療報酬改定より，糖尿病性腎症第2期以上の患者を対象として糖尿病透析予防指導管理料が新設された．管理料の算定においては，透析予防診療チームとして，専任の医師，当該医師の指示を受けた専任の看護師または保健師，および管理栄養士が含まれおり，連携して医学管理を行うことで透析移行の予防を図ることが目的とされている．

さらに，平成28年度診療報酬改定において，糖尿病透析予防指導管理料に腎不全期患者指導加算が新設された．これは，腎不全期の患者に対し，専任の医師が運動指導を行った場合などに算定される加算である．

金沢大学附属病院では平成29年現在，4名の専任管理栄養士と2名の専任看護師で，79名の患者に糖尿病透析予防指導を行っている．平成28年度の指導件数は503件で，患者の77%は糖尿病性腎症第2〜3期であった．初回指導を受けた患者のうち62%が継続して指導を受けており，その治療効果が期待されている．また腎不全期患者指導加算の開始にあたり，新たに理学療法士1名が加わり，専任医師の指導のもとで患者指導を行っている．

## チーム医療の研究例①：Steno-2試験

専門性の高いチーム医療を生かした臨床の実践が患者予後に繋がることを示した研究がこれまでに報告されている．

Steno-2試験は微量アルブミン尿を合併した2型糖尿病に対する集約的な治療により，腎症の進展が抑制できることを示した研究である．デンマークのSteno糖尿病センターで実施され，わずか160例の小規模な研究ながら医師に加えて看護師・栄養士のメディカルスタッフによるプロジェクトチームによる長期（平均7.8年間）の介入により顕性腎症への進展をはじめとする様々な合併症の発症率の軽減を示した興味深い研究である[4]．

本試験では従来治療群に加えて強化療法群において厳格な降圧療法，血糖降

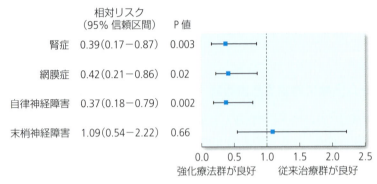

**図2** 強化療法群と従来治療群における糖尿病合併症発症リスクの比較
(Gæde P, et al. N Engl J Med. 2003; 348-93)[4]

下療法，脂質管理，ACE阻害薬の投与，アスピリン治療を行う方針としている．厳格な治療目標の達成に際しては行動変容と段階的な薬物療法の導入が医師，看護師，栄養士により行われた．患者は個別指導を平均して3カ月毎に行われ，栄養指導に加えて禁煙や運動療法が指導され，腎症をはじめとした糖尿病の合併症が抑制された 図2 ．

その後ランダム化は中止され，患者および糖尿病専門医に集約的治療の重要性が説明され，治療開始から21年間の観察研究が続けられた．その結果平均7.9年間の生存期間の延長が確認され，糖尿病性腎症の進行が抑制された[5]．このことから，初期におけるチーム医療を含めた集約的治療の重要性が示されている．

## チーム医療の研究例②：FROM-J研究

The Frontier of Renal Outcome Modifications in Japan (FROM-J) 研究は，本邦で行われた糖尿病性腎症を含むCKD患者約2,500例を対象として，その重症化予防のために腎臓専門医とかかりつけ医，管理栄養士による連携の重要性を検討したクラスターランダム化比較試験である[6]．高度介入群では標準介入群での治療に加えて受診促進支援や管理栄養士による生活・食事指導が行われた．その結果，受診中断率，かかりつけ医と腎臓専門医との紹介率，推算糸球体濾過量（eGFR）低下速度のいずれもが高度介入群において良好な結果であった 表2 図3 ．

**表2** 標準介入群と高度介入群におけるアウトカムの比較

|  | 標準介入群 | 高度介入群 |
|---|---|---|
| 受診中断率 | 16.2% | 11.6% |
| 専門医への紹介率 | 16.9% | 32.0% |
| かかりつけ医への再紹介率 | 9.1% | 21.6% |
| eGFR低下速度（mL/分/1.73 m²） | －2.6 | －2.4 |

(Yamagata K, et al. PLoS One. 2016; 11: e0151422 より引用・改変)[6]

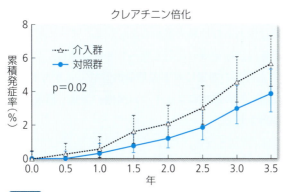

**図3** 腎機能の変化
(Yamagata K, et al. PLoS One. 2016; 11: e0151422 より引用)[6]

　本研究の介入方法である受診中断者の抽出や専門医とかかりつけ医との連携の推進は，先ほど示した糖尿病性腎症重症化予防プログラムで求められている診療体制である．もう一つの介入である管理栄養士とのチーム医療は，糖尿病透析予防指導管理料の算定に必要な条件である．本研究で検討した介入による有効性が示されたことは，現在日本で進められているチーム医療が将来の良好な患者予後に繋がる可能性を示している．

## チーム医療の研究例③：DNETT-Japan 試験

　Diabetic Nephropathy Remission and Regression Team Trial (DNETT-Japan, ClinicalTrials.gov 登録番号 NCT00253786) は本邦で行われている，糖尿病性腎症の寛解を目指した多施設共同臨床研究である[7]．チーム医療による集約的治療の効果と標準的治療を比較していることが特徴であり，介入群では厳格な治療目標の設定に加えて服薬指導，禁煙指導，生活指導が行われる．

対象は顕性腎症であり，先行研究である Steno-2 試験より進行した症例である．実際の臨床でのチーム医療は進行した糖尿病性腎症例に行っていることが多く，本研究の結果が待たれる．

## ■ おわりに

糖尿病性腎症のチーム医療について概説した．その実践において高い専門性を必要とされるスタッフに対しての教育体制が構築されてきており，医療機関相互の診療体制は国および地域で進められている．チーム医療を現場に導入していくために必要な診療報酬の基盤も整ってきた．さらに，いくつかの介入研究によってチーム医療の効果に対する理論的背景も示されてきている．今後はさらに体制が整い，多職種によるチーム医療の実践と糖尿病性腎症の予後改善への貢献が期待される．

## 文 献

1) 医療スタッフの協働・連携によるチーム医療の推進について．厚生労働省医政局長通知（平成 22 年 4 月 30 日付医政発 0430 第 1 号）.

2) チーム医療の推進について（チーム医療の推進に関する検討会 報告書）．平成 22 年 3 月 19 日．厚生労働省.

3) 日本糖尿病学会．http://www.jds.or.jp/modules/important/index.php?page=article&storyid=92

4) Gæde P, Vedel P, Larsen N, et al. Multifactorial intervention and cardio-vascular disease in patients with type 2 diabetes. N Engl J Med. 2003; 348: 383-93.

5) Gæde P, Oellgaard J, Carstensen B, et al. Years of life gained by multifac-torial intervention in patients with type 2 diabetes mellitus and microalbu-minuria: 21 years follow-up on the Steno-2 randomised trial. Diabetologia. 2016; 59: 2298-307.

6) Yamagata K, Makino H, Iseki K, et al; Study Group for Frontier of Renal Outcome Modifications in Japan (FROM-J). Effect of behavior modifica-tion on outcome in early-to moderate-stage chronic kidney disease: a cluster-randomized trial. PLoS One. 2016; 11: e0151422.

7) Shikata K, Haneda M, Koya D, et al; DNETT-Japan Study Group. Diabetic Nephropathy Remission and Regression Team Trial in Japan (DNETT-Ja-pan): Rationale and study design. Diabetes Res Clin Pract. 2010; 87: 228-32.

[遠山直志，徳丸季聡，古市賢吾，和田隆志]

# 5 期待される今後の治療薬

## POINT▶

- ミネラルコルチコイド受容体拮抗薬，エンドセリン受容体拮抗薬，バルドキソロンメチルなどの薬剤が，糖尿病性腎症治療薬として開発中である．
- 2型糖尿病患者において，SGLT2阻害薬とGLP-1受容体拮抗薬の腎保護効果を示唆する結果が報告されている。
- SGLT2受容体拮抗薬による糖尿病性腎症，CKDを対象とした治験が進行中である。

現在，糖尿病性腎症に対する有効性に関して十分なエビデンスを持つ薬剤はACE阻害薬とARBのみであり，腎症に対する新しい治療薬を開発することは喫緊の課題である．腎症は持続する高血糖により引き起こされる疾患であるが，高血糖に加えて高血圧，脂質代謝異常も腎症の発症・進展に深く関与している．さらにその下流には複数のメカニズムが存在していると想定され，これらのメカニズムの一つ一つが治療標的となりうる．本稿では，糖尿病性腎症の成因に基づいた新しい治療薬の開発について解説する．

## 糖尿病性腎症の成因と治療薬

糖尿病性腎症の発症・進展の過程には，高血糖の下流に存在するレニン・アンジオテンシン系の亢進と糸球体血行動態の変化，ポリオール代謝異常などの細胞内代謝異常を介した protein kinase C（PKC）の活性化，TGF-β などのサイトカインの発現増加，高血糖による酸化ストレス，メイラード反応の亢進による advanced glycation endoproducts（AGEs）の増加などの多くのメカニズムが関わっており，さらに，腎組織に起こる微小な炎症（microinflammation）が重要な役割を果たしていると考えられる 図1 ．

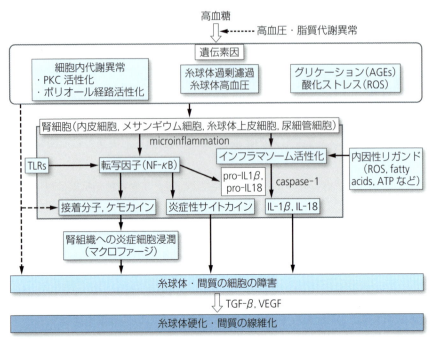

**図1** 糖尿病性腎症の成因と治療標的

## 糸球体血行動態異常とレニン・アンジオテンシン系の亢進

　糖尿病状態では，糸球体の血行動態に変化が起こり，腎症の主要な成因の一つとなっている．高血糖状態では，糸球体輸出入細動脈が拡張するが，輸出細動脈に比べて輸入細動脈の拡張が大きいために糸球体内圧の亢進が起こる．この原因には，腎組織内でのレニン・アンジオテンシン（RA）系の亢進が関与していると考えられている．糖尿病状態では，全身の RA 系とは独立して腎局所における RA 系が亢進しており，その結果，増加したアンジオテンシンⅡが糸球体輸出細動脈を収縮させることにより糸球体内圧が上昇する．

　また，アンジオテンシンⅡはメサンギウム細胞や近位尿細管細胞の増殖を促進させるほか，TGF-β の産生を亢進させる．さらに，MCP-1（monocyte chemoattractant protein-1）などのケモカイン産生を介してマクロファージの集積を増強して炎症を促進すると考えられる．このように，腎局所におけ

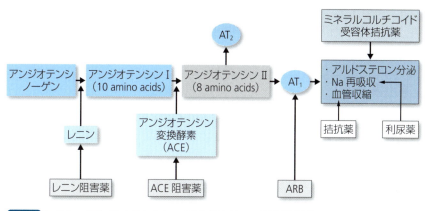

**図2** レニン・アンジオテンシン・アルドステロン系と降圧薬
(Eaton D, Pooler J. Vanders Renal Physiology. 8th ed. New York: McGraw Hill Education; 2013. および Ruggenenti P, Cravedi P, Remuzzi G. Nat Rev Nephrol. 2010; 6: 319-30 をもとに作成)

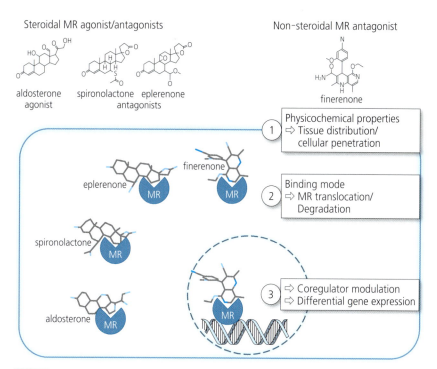

**図3** ミネラルコルチコイド受容体拮抗薬の違い
(Kolkhof R. Curr Opin Nephrol Hypertens. 2015; 24: 417-25)

るRA系の亢進は，様々な経路で糸球体硬化と間質の線維化を引き起こす．現在，ミネラルコルチコイド受容体阻害薬が腎症治療薬として開発が進められている 図2 図3 ．

## 糖化反応

　糖尿病状態では蛋白質の非酵素的糖化反応（メイラード反応）が亢進し，生体内にAGEsが増加する．その結果，マクロファージやメサンギウム細胞に存在する受容体（receptor for AGE: RAGE）を介して，マクロファージの活性化やメサンギウム細胞からの細胞外基質の産生増加を惹起する．一方，AGE化を受けた細胞外基質は，酵素による分解を受けにくくなるため，細胞外基質の蓄積が起こる．糖尿病合併症治療薬として，これまでに多くのAGEs阻害薬の開発が進められてきた．最近，AGEs阻害作用を持つピリドキサミンの腎症を対象とした治験が行われたが，承認には至っていない．

## 酸化ストレス

　酸化ストレスは，糖尿病合併症の最も重要な成因の一つである．高血糖状態ではNADPHオキシダーゼの活性亢進や，活性酸素の処理を行うSODの活性低下などにより，酸化ストレスが亢進する．また，糖化反応によって形成されるアマドリ転位生成物やAGEsは，その生成過程で多くの活性酸素種が産生される．さらに，腎組織に浸潤するマクロファージもフリーラジカルを産生する．抗酸化薬は腎症に対する治療薬として期待されており，近年，抗酸化作用と抗炎症作用を持つバルドキソロンメチルの腎症を対象とした治験が行われている．

## 細胞内代謝異常

　高血糖状態では細胞内に大量のグルコースが流入するため，解糖系以外のポリオール経路，ジアシルグリセロール（diacylglycerol: DG）産生経路，ヘキソサミン合成経路で処理されるグルコースが増加し，細胞内のソルビトールやDGが増加する．DGの増加によりプロテインキナーゼC（protein kinase C: PKC）が活性化され，さらにその下流のMAPキナーゼが活性化されることによりTGF-$\beta$の発現が亢進する．PKC-$\beta$阻害薬は，動物モデルにおいて，

腎症の進展抑制効果を示すことが報告され，臨床試験も行われたが，承認には至っていない．

## 炎症

近年の研究により，炎症は動脈硬化や内臓肥満に伴うインスリン抵抗性など，多くの病態に関与することが明らかとなった．糖尿病患者の腎組織では，炎症に関わる接着分子である ICAM-1 の発現や MCP-1 等のケモカインの発現が増加し，マクロファージの浸潤が増加している[1, 2]．一方，2 型糖尿病患者の血液中および尿中には，様々な炎症性サイトカイン濃度の増加が認められ，炎症性サイトカインの一つである interleukin-18（IL-18）の血中および尿中濃度が尿中アルブミン排泄量と正に相関し，さらに血中 IL-18 濃度は動脈硬化の指標である IMT および baPWV とも正の相関を示す[3]．また，多くの糖尿病モデル動物で，薬剤によって炎症を制御することにより腎障害の進展が抑制される．このように，最近の研究で，血管を主座とするマクロファージを中心とした微小炎症（microinflammation）が腎症の成因に重要な役割を果たすことが明らかとなった．最近は，この microinflammation がインフラマソームの活性化によって引き起こされることが示唆されている．

我々は炎症を制御することによる腎症治療薬の開発を目指した研究を続けてきた．スタチンやピオグリタゾンは，糖尿病ラットの糖代謝や血行動態に影響を与えずに，腎組織へのマクロファージの浸潤を抑制し，尿中アルブミン排泄と糸球体硬化の進行を抑制する[1]．後述するように，インクレチン関連薬の一つである GLP-1 受容体作動薬は，糖尿病動物において，本来の血糖降下作用とは独立した腎保護作用を示すことが明らかになった．

# 新たな糖尿病治療薬の開発 表1

## ミネラルコルチコイド受容体拮抗薬

アルドステロンはアンジオテンシン II の刺激によって副腎から分泌されるホルモンであり，ACE 阻害薬や ARB によってアルドステロン分泌は抑制される．しかしながら，ACE 阻害薬や ARB の使用が長期間に及ぶと，血中アル

表1 日本における糖尿病性腎症治療薬の開発状況

| 医薬品名 | 薬効分類 | 医薬品分類 | ステージ |
|---|---|---|---|
| atrasentan hydrochloride | エンドセリンA受容体拮抗薬 | 未承認 | 第Ⅲ相 |
| finerenone | ミネラルコルチコイド受容体拮抗薬 | 未承認 | 第Ⅲ相 |
| canagliflozin | SGLT2阻害薬 | 既承認 | 第Ⅲ相 |
| dapagliflozin | SGLT2阻害薬 | 既承認 | 第Ⅱ/Ⅲ相 |
| esaxerenone | ミネラルコルチコイド受容体拮抗薬 | 未承認 | 第Ⅱ相 |
| bardoxolone methyl | 抗酸化薬・抗炎症薬 | 未承認 | 第Ⅱ相 |
| baricitinib | 選択的JAK1/JAK2阻害薬 | 既承認 | 第Ⅱ相 |
| TAK-272 | 直接的レニン阻害薬 | 未承認 | 第Ⅱ相 |
| MT-3995 | ミネラルコルチコイド受容体拮抗薬 | 既承認 | 第Ⅱ相 |
| ASP-8232 | VAP (vascular adhesion protein)-1阻害薬 | 未承認 | 第Ⅰ相 |

(2017年6月現在)

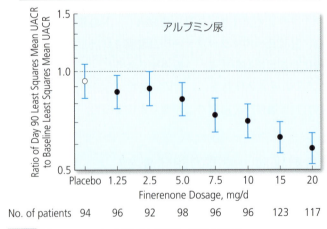

図4 Finerenoneによるアルブミン尿減少効果
(Bakris GL. JAMA. 2015; 314: 884-94)

ドステロン濃度が低下しなくなる症例が存在する（アルドステロンブレークスルー）．アルドステロンブレークスルーは，ミネラルコルチコイド受容体（MR）拮抗薬であるスピロノラクトンの投与により改善される．しかしながら，ステロイド系MR拮抗薬であるスピロノラクトンやエプレレノンは，高K血症やGFRの低下を引き起こすことがあるため，エプレレノンは中等度以上の腎機能障害患者では禁忌となっている．

　近年，ステロイド骨格を持たないMR拮抗薬が開発され，最近ではfinerenoneを用いた糖尿病性腎症に対する臨床試験が行われた 図3 [4, 5]．本研究では，ACE阻害薬またはARBが使用されている糖尿病性腎症患者へのfinerenoneの併用効果が，二重盲検試験によって検証された．その結果，RAS阻害薬投与下にfinerenoneを追加投与することにより，アルブミン尿が有意に減少し，eGFRの有意な変化はなく，高K血症は低率であった 図4 ．finerenoneの最大使用量でも収縮期血圧は約5 mmHgしか低下していないため，アルブミン尿減少効果は降圧効果とは独立した効果であると考察されている．わが国でも，現在，糖尿病性腎症を対象とした複数のMR阻害薬の治験が進行中である．

## ▌エンドセリン受容体拮抗薬

　エンドセリンは血管作動性ホルモンであり，2種類の受容体が存在する．エ

**表2** エンドセリン受容体拮抗薬の種類

| | drug | relative selectivity ETA/ETB |
|---|---|---|
| 非選択性 | bosentan (launched for pulmonary hypertension) | 20 |
| | tezosentan | 30 |
| | avosentan | 50 |
| ETA選択性 | enrasentan | 100 |
| | darusentan | 170 |
| | ambrisentan (launched for pulmonary hypertension) | 200 |
| | atrasentan | 2,000 |
| | aitaxentan | 7,000 |

(Kirkby NS, et al. Br J Pharmacol. 2008; 153: 1105-19 および Battistini B, et al. Exp Biol Med. 2006; 231: 653-95 より改変)

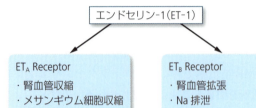

**図5** エンドセリン-1の腎臓への作用
(Fyhrquist F, et al. J Intern Med. 2008; 264: 224-326)

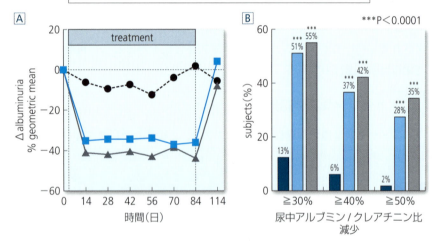

**図6** Atrasentanによるアルブミン尿減少効果
(de Zeeuw D, et al. J Am Soc Nephrol. 2014; 25: 1083-93)[7]

ンドセリンはエンドセリンA（ETA）受容体を介して血管収縮作用を示す．近年ETA選択性阻害薬の開発が進められ，わが国ではボセンタンとアンブリセンタンが動脈性肺高血圧症の治療薬として認可を受けている 表2 ．ETA受容体拮抗薬は，血管拡張作用，抗炎症作用，抗線維化作用などを介した腎保護作用が期待されている 図5 ．最近，atrasentanによる蛋白尿を有する2

型糖尿病患者を対象とした第Ⅱ相試験が行われ（RADER 試験）が行われた．この試験の結果，atrasentan によりアルブミン尿が各用量で約 35％減少することが示され，副作用の浮腫・心不全は 0.75 mg/ 日の用量では低頻度であった 図6 [6, 7]．第Ⅱ相試験でアルブミン尿改善作用と安全性が示唆されたことより，現在，第Ⅲ相試験が行われており，その結果が待たれるところである．

## バルドキソロンメチル

nuclear factor-erythroid-2-related factor 2（Nrf2）は，酸化ストレスに対する適応反応に必要な遺伝子群の発現を制御する転写因子であり，Nrf2 の転写活性はセンサー分子 Keap1 によって制御されている．Nrf2-Keap1 経路は，生体内の酸化ストレスを感知して防御反応を誘導することにより，恒常性を維持している．Nrf2 は，酸化ストレスや慢性炎症を改善するために極めて重要な役割を担っており，Nrf2 活性化を介して酸化ストレス防御機構を適切に保つことは，臓器保護の面から重要である [8]．

バルドキソロンメチルは，Nrf2 を活性化する低分子医薬品として開発された化合物である．バルドキソロンメチルは Keap1 に結合し，Nrf2 の Keap1 による制御を解除して Nrf2 を核内に移行させる．また，バルドキソロンメチルは 1 κ B キナーゼへの結合を介して，NF-κ B の活性を抑制する．近年，バルドキソロンメチルが腎機能改善効果を示すことが明らかになり，腎臓病治療薬としての開発が始まった．第Ⅱ相試験（BEAM 試験）では，eGFR が 20〜45 mL/ 分 /1.73 m$^2$ の 2 型糖尿病患者にバルドキソロンメチルが 52 週投与され，24 週と 52 週の時点で，eGFR の有意な増加が認められた [9]．しかしながら，第Ⅲ相試験（BEAKCON 試験）では，末期腎不全と心血管死を一次エンドポイントとして，eGFR が 15〜30 mL/ 分 /1.73 m$^2$ の 2 型糖尿病患者にバルドキソロンメチル 20 mg/ 日またはプラセボが投与され，実薬群において eGFR の上昇，血圧とアルブミン尿の増加とともに，死亡を含む重篤な有害事象が高頻度に認められたため，9 カ月で試験が中止された [10]．

一方，わが国では糖尿病性腎症患者を対象に第Ⅱ相試験が行われ（TSUBAKI 試験），バルドキソロンメチルの投与によって，イヌリンクリアランス法で測定した GFR の有意な改善が認められたと報告された（2016 年 5 月，協和発酵キリンからの発表）．この薬剤は，アルブミン尿の減少を示さないことから，

従来の薬剤とは異なるメカニズムで腎機能改善作用を示すと想像され，新しいタイプの腎症治療薬として今後の臨床試験の結果が待たれるところである．

## SGLT2 阻害薬

SGLT2 阻害薬は腎臓からのブドウ糖排泄を増加させることによって血糖低下作用を示す薬剤である．最近行われた EMPA-REG OUTCOME 試験では，心血管疾患の既往がある 2 型糖尿病患者を対象に，エンパグリフロジンの心血管イベントに対する効果が検証された．この試験において，エンパグリフロジンにより心血管エンドポイントが有意に抑制されたが，副次評価項目であった腎イベントも抑制された[11, 12]．SGLT2 阻害薬が腎保護効果を示すメカニズムは明らかではないが，現在，糖尿病性腎症を対象にしたカナグリフロジンの国際共同治験（CREDENCE）や，CKD を対象としたダパグリフロジンの国際共同治験が進行中である．SGLT2 阻害薬は，血糖降下作用とは独立した腎保護作用を持つ新たな腎症治療薬として期待される．

## GLP-1 受容体拮抗薬

GLP-1 はインクレチンの一つであり，食後に小腸から分泌される．GLP-1 受容体拮抗薬は，膵 $\beta$ 細胞からのインスリン分泌を促進するとともに，$\alpha$ 細胞からのグルカゴン分泌を抑制することによって血糖降下作用を示す．一方，GLP-1 受容体は膵臓のみならず全身の多くの臓器に発現しており，GLP-1 受容体作動薬はこれらの受容体に結合して作用する可能性がある．GLP-1 受容体の発現部位については，必ずしも一致した見解が得られていないが，近年，GLP-1 の血糖降下作用以外の多彩な作用が明らかになり，その中には血管拡張作用や抗炎症作用も含まれている．我々は，エキセナチドが糸球体内皮細胞の ICAM-1 の発現を低下させて抗炎症作用を示すことを *in vitro* で示し，1 型糖尿病モデルラットにエキセナチドを投与すると，腎組織の酸化ストレス，炎症，糸球体過剰濾過が改善するとともに，アルブミン尿と組織障害が抑制されることを報告した[13]．

最近発表された LEADER 試験では，2 型糖尿病患者において，リラグルチドの投与により顕性腎症の発症が抑制されることが明らかにされた[14]．本試験では，リラグルチドの投与量がわが国での投与量と異なっているため，この

結果をそのままわが国での臨床に当てはめることはできないが，GLP-1受容体作動薬の腎保護効果がヒトにおいても示されたことは非常に重要な知見である．

## ■ おわりに

　糖尿病性腎症の成因に基づいた新しい治療標的と，新規治療薬の開発状況を概説した．糖尿病性腎症の病態と成因が次第に明らかになるとともに，新しい治療薬の開発が進められている．また，SGLT-1阻害薬やGLP-1受容体作動薬などの既存の薬剤が糖尿病患者において腎保護作用を示すことが明らかになったことは非常に大きな進歩である．腎症の発症と進展を抑制することにより，末期腎不全のみならず心血管死を予防する効果が期待され，糖尿病患者のQOLと生命予後の改善に大きく寄与するものと考えられる．今後の臨床試験により，新たな治療薬が誕生することが期待される．

## 文 献

1) Shikata K, Makino H. Microinflammation in the pathogenesis of diabetic nephropathy. J Diabetes Investig. 2014; 18: 142-9.
2) Wada T, Furuichi K, Sakai N, et al. Up-regulation of monocyte chemoattractant protein-1 in tubulointerstitial lesions of human diabetic nephropathy. Kidney Int. 2000; 58: 1492-9.
3) Nakamura A, Shikata K, Hiramatsu M, et al. Serum interleukin-18 levels are associated with nephropathy and atherosclerosis in Japanese patients with type 2 diabetes. Diabetes Care. 2005; 28: 2890-5.
4) 名越智古, 吉村道博. ミネラルコルチコイド受容体拮抗薬. 血圧. 2016; 23: 202-6.
5) Bakris GL, Agarwal R, Chan JC, et al. Effect of finerenone on albuminuria in patients with diabetic nephropathy: a randomized clinical trial. JAMA. 2015; 314: 884-94.
6) 片山茂裕. 糖尿病腎症の治療. 臨床高血圧. 2014; 20: 90-8.
7) de Zeeuw D, Coll B, Andress D, et al. The endothelin antagonist atrasentan lowers residual albuminuria in patients with type 2 diabetic nephropathy. J Am Soc Nephrol. 2014; 25: 1083-93.
8) 山本伸也, 柳田素子. Bardoxolone methylに学ぶCKDの可能性. 医学のあゆみ. 2014; 249, 627-8.
9) Pergola PE, Raskin P, Toto RD, et al. Bardoxolone methyl and kidney func-

tion in CKD with type 2 diabetes. N Engl J Med. 2011; 365: 327-36.

10) de Zeeuw D, Akizawa T, Audhya P, et al. Bardoxolone methyl in type 2 diabetes and stage 4 chronic kidney disease. N Engl J Med. 2013; 369: 2492-503.

11) Zinman B, Wanner C, Lachin JM, et al. Empagliflozin, cardiovascular outcomes, and mortality in type 2 diabetes. N Engl J Med. 2015; 373: 2117-28.

12) Wanner C, Inzucchi SE, Lachin JM, et al. Empagliflozin and progression of kidney disease in type 2 diabetes. N Engl J Med. 2016; 375: 323-34.

13) Kodera R, Shikata K, Kataoka HU, et al. Glucagon-like peptide-1 receptor agonist ameliorates renal injury through its anti-inflammatory action without lowering blood glucose level in a rat model of type 1 diabetes. Diabetologia. 2011; 54: 965-78.

14) Marso SP, Daniels GH, Brown-Frandsen K, et al. Liraglutide and cardiovascular outcomes in type 2 diabetes. N Engl J Med. 2016; 375: 311-22.

［四方賢一］

# 索引

## ■数字

| | |
|---|---|
| Ⅰ型結節 | 36 |
| Ⅱ型結節 | 36 |
| Ⅳ型コラーゲン | 34, 90 |
| Ⅵ型コラーゲン | 34 |
| 8-OHdG（8-oxo-7,8-dihydro-2'-deoxyguanosine） | 92 |

## ■あ

| | |
|---|---|
| アミノ酸スコア | 127 |
| アミロイドーシス | 36 |
| アルブミン | 86 |
| アルブミン尿 | 29 |
| アルブミン量の減少 | 133 |
| アンジオテンシノーゲン | 89 |
| インクレチン関連薬 | 19 |
| インスリン | 168, 188 |
| ウロモデュリン | 90 |
| 運動療法 | 114 |
| エテルカルセチド | 178 |
| エネルギー | 125 |
| エネルギー産生栄養素バランス | 127, 136 |
| エピゲノムバイオマーカー | 96 |
| エビデンスに基づく CKD 診療ガイドライン 2013 | 138 |
| エンドセリン受容体拮抗薬 | 213 |
| オミックス科学 | 94 |
| オロソムコイド | 92 |

## ■か

| | |
|---|---|
| 活性型ビタミン D 製剤 | 178 |
| カリウム | 129 |
| 寛解 | 18 |

| | |
|---|---|
| 間質線維化／尿細管萎縮 | 46 |
| 基底膜二重化 | 30 |
| 弓状動脈 | 55 |
| 急性腎障害 | 15 |
| 禁煙 | 109 |
| 筋線維芽細胞 | 55 |
| 筋力低下 | 120 |
| グリコアルブミン | 172 |
| グリニド薬 | 188 |
| グルカゴン負荷試験 | 69 |
| 軽鎖沈着症 | 36 |
| 血圧管理 | 176 |
| 血液透析 | 179 |
| 血管内皮機能障害 | 141 |
| 結節性病変 | 4, 30, 34, 35, 81 |
| 血糖コントロール | 153, 163, 172 |
| 血糖コントロールの目標値 | 155 |
| ケト酸アナログ | 131 |
| ケトン体 | 137 |
| ゲノムバイオマーカー | 96 |
| 減塩 | 111 |
| 顕性腎症期 | 71 |
| 降圧薬 | 176 |
| 高血圧 | 176 |
| 高血圧治療ガイドライン 2014 | 138 |
| 高齢化 | 109 |
| 高齢者糖尿病の血糖コントロール目標 | 157 |
| 骨代謝 | 177 |
| コホート | 10 |

## ■さ

| | |
|---|---|
| サイアザイド系利尿薬 | 145 |
| 細動脈硝子化 | 49 |

| | |
|---|---|
| サルコペニア | 134 |
| サルコペニア診療ガイドライン | 135 |
| 糸球体過剰濾過 | 2, 140 |
| 糸球体基底膜の肥厚 | 32 |
| 糸球体高血圧 | 140 |
| 糸球体肥大 | 32, 40 |
| 糸球体門部小血管増生 | 7, 30, 41 |
| 糸球体濾過量 | 2 |
| システムズ生物学 | 99 |
| シナカルセト | 178 |
| 終末糖化産物 | 79 |
| 集約的治療 | 191 |
| 粥状動脈硬化 | 54 |
| 硝子化 | 41 |
| 小葉間動脈 | 55 |
| 食塩 | 128 |
| 食塩感受性高血圧 | 146 |
| 食事調査 | 132 |
| 食事療法基準 | 122 |
| 腎機能低下の抑制 | 131 |
| 神経障害 | 2 |
| 腎硬化症 | 5, 52 |
| 滲出性病変 | 30, 38 |
| 腎症前期 | 71 |
| 腎生検 | 26, 80 |
| 腎臓専門医・専門医療機関への 紹介基準 | 24 |
| 腎臓病療養指導士 | 200 |
| 腎代替療法までの期間延長 | 131 |
| 腎不全期 | 71 |
| 腎不全期患者指導加算 | 203 |
| 腎保護作用 | 189 |
| 随時血糖値 | 172 |
| 吹田研究 | 143 |
| スルホニル尿素薬 | 164 |
| 生活指導 | 104 |
| 生活習慣 | 18 |
| 生活習慣改善・維持 | 106 |
| 正常アルブミン尿 | 29 |

| | |
|---|---|
| セルロプラスミン | 90 |
| セロームバイオマーカー | 99 |
| 全節性硬化 | 43 |
| 全節性糸球体硬化 | 32 |
| 選択的エストロゲン受容体刺激薬 | 178 |
| 臓器合併症 | 1 |
| 早期腎症 | 1, 71 |
| 早期腎症期 | 71 |
| 速効型インスリン分泌促進薬 | 164, 188 |

### ■た

| | |
|---|---|
| 炭水化物制限 | 136 |
| 単球 | 48 |
| 蛋白質 | 126 |
| チアゾリジン薬 | 165, 188 |
| チーム医療 | 20, 104, 198 |
| 蓄尿による評価方法 | 132 |
| 長時間作用型 Ca 拮抗薬 | 145 |
| 低血圧 | 176 |
| デノスマブ | 178 |
| テリパラチド | 178 |
| 糖質の種類 | 137 |
| 透析管理 | 171 |
| 透析療法期 | 72 |
| 糖尿病 | 1 |
| 糖尿病型 | 66 |
| 糖尿病性腎症 | 1, 52 |
| 　食事療法基準 | 124 |
| 　進展 | 78 |
| 　病態 | 79 |
| 　病理像 | 76 |
| 糖尿病性腎症重症化予防プログラム | 199, 201 |
| 糖尿病性腎症病期分類 | 15, 71, 122, 154 |
| 糖尿病性腎臓病 | 2 |
| 糖尿病専門医・専門医療機関への 紹介基準 | 202 |
| 糖尿病治療ガイド | 124 |
| 糖尿病透析予防指導管理料 | 196 |

| | |
|---|---|
| 動脈硬化 | 51 |
| トランスクリプトームバイオマーカー | 97 |

**■な**

| | |
|---|---|
| 内弾性板 | 52 |
| ナトリウム | 128 |
| ナトリウム・グルコース共輸送体2 | 19 |
| 日本人の食事摂取基準 | 125 |
| 日本糖尿病療養指導士 | 200 |
| 乳酸アシドーシス | 158 |
| 尿蛋白量の減少 | 133 |
| ネフローゼ症候群 | 3 |

**■は**

| | |
|---|---|
| バイオマーカー | 11, 82 |
| ハブ蛇毒腎炎 | 40 |
| バルドキソロンメチル | 215 |
| ビグアナイド薬 | 164, 183 |
| 久山町研究 | 143 |
| ビスホスホネート | 178 |
| ヒト $\alpha_1$ 酸性糖蛋白質 | 92 |
| 肥満症 | 109 |
| びまん性病変 | 4, 32, 35 |
| 標準体重 | 124, 136 |
| 微量アルブミン尿 | 1 |
| 腹膜透析 | 179 |
| 浮腫 | 110 |
| ブドウ糖-Na 共輸送体 | 140 |
| フレイル | 134 |
| プロテオームバイオマーカー | 97 |
| プロテオグリカン | 36 |
| 分節性硬化 | 44 |
| 分節性糸球体硬化 | 32 |
| 平均除水速度 | 175 |
| ペントシジン | 92 |
| 補酵素 BH$_4$ | 141 |

**■ま**

| | |
|---|---|
| 膜性増殖性腎炎 | 36 |
| マクロファージ | 48 |
| 末期腎不全 | 3 |
| 慢性腎臓病 | 4, 138 |
| 慢性腎臓病に対する食事療法基準 | 124 |
| 慢性透析 | 3 |
| ミネラルコルチコイド受容体拮抗薬 | 211 |
| 無機リン | 130 |
| メサンギウム拡大 | 30 |
| メサンギウム陥入 | 37 |
| メサンギウム基質 | 32 |
| メサンギウム融解 | 30, 39 |
| メタボロームバイオマーカー | 98 |
| メトホルミン | 184 |
| 網膜症 | 2 |
| 目標とする BMI | 125, 136 |

**■や**

| | |
|---|---|
| 夜間血圧異常 | 146 |
| 有酸素運動 | 116 |

**■ら**

| | |
|---|---|
| リン | 129 |
| リン吸収抑制薬 | 178 |
| リン／蛋白質比率 | 130 |
| リン利用率 | 130 |
| レジストリー | 10 |
| レニン・アンジオテンシン系阻害薬 | 139 |
| レニン阻害薬 | 149 |

**■A〜E**

| | |
|---|---|
| $\alpha$ グルコシダーゼ阻害薬 | 165, 188 |
| $\alpha_1$-MG（$\alpha_1$-microglobulin） | 88 |
| ACCORD 試験 | 158 |
| ACCORD-BP 試験 | 142 |
| ADVANCE 試験 | 158 |
| AGE | 79 |

| | |
|---|---|
| AKI | 16 |
| ALTITUDE 試験 | 149 |
| BENEDICT 研究 | 144 |
| C ペプチド | 69 |
| C ペプチド指数 | 70 |
| capsular drop | 38 |
| CD34 陽性細胞 | 35 |
| CD40 リガンド | 91 |
| CD68 陽性細胞 | 48 |
| CKD（chronic kidney disease） | 5, 138 |
| CKD 重症度分類 | 71, 122 |
| CKD 食事療法基準 | 123 |
| CKD 診療 GL2013 | 138 |
| CKD-MBD | 177 |
| CPI（C-peptide index） | 70 |
| CTGF（connective tissue growth factor） | 91 |
| Cys C（cystatin C） | 89 |
| DCCT study | 157 |
| DNETT-Japan | 195, 205 |
| DPP-4 阻害薬 | 160, 165, 185 |

### ■F～J

| | |
|---|---|
| EDIC study | 157 |
| EMG 染色 | 51 |
| eNOS uncoupling | 141 |
| EVG 染色 | 51 |
| fetuin-A | 91 |
| fibrin cap | 36 |
| FROM-J 研究 | 204 |
| G1～G3a の血糖コントロール | 153 |
| G3b 以降の血糖コントロール | 163 |
| GAD | 69 |
| GBM 二重化・内皮下腔開大 | 36 |
| GFR | 3, 87 |
| GI | 165 |
| GLP-1 受容体作動薬 | 168, 187 |
| GLP-1 受容体拮抗薬 | 216 |
| GUARD 試験 | 146 |

| | |
|---|---|
| HbA1c | 172 |
| HOMA-R | 69 |
| HOMA-$\beta$ | 69 |
| ICAM-1（inter cellular adhesion molecules-1） | 91 |
| IDNT 研究 | 144 |
| IL-6 | 90 |
| IL-8 | 90 |
| IL-18 | 91 |
| INNOVATION 研究 | 144 |
| IP-10（interferon-inducible protein） | 90 |
| IRMA-2 研究 | 144 |
| JSH2014 | 138 |

### ■K～O

| | |
|---|---|
| KIM-1（kidney injury molecule-1） | 88 |
| L-FABP（L-type fatty acid binding protein） | 89 |
| MCP-1（monocyte chemoattractant protein 1） | 49, 90 |
| microinflammation | 207 |
| NAG（N-acetyl-glucosaminidase） | 89 |
| NGAL（neutrophil gelatinase-associated lipocalin） | 88 |
| non-dipper 型 | 146 |
| OGTT | 69 |
| ONTARGET 試験 | 148 |
| ORIENT 研究 | 144 |

### ■P～T

| | |
|---|---|
| PAM 染色 | 34 |
| PAS 染色 | 34 |
| PEW（protein-energy wasting） | 134 |
| rapid renal decline | 56 |
| RA 系阻害薬 | 139 |
| RENAAL 研究 | 144 |
| Renal Pathology Society | 30 |
| riser 型 | 146 |
| SGLT | 140 |

| | | | |
|---|---|---|---|
| SGLT2 | 20 | TGF（tubulo-glomerular feedback）機構 | 140 |
| SGLT2 阻害薬 | 165, 187, 216 | TGF-$\beta$（transforming growth factor-$\beta$） | 91 |
| slow renal decline | 56 | | |
| Steno-2 | 192, 203 | Thy-1 腎炎 | 40 |
| SU 薬 | 164, 188 | TNF-$\alpha$（tumor necrosis factor-$\alpha$） | 91 |

糖尿病性腎臓病の診かた，考えかた　　　ⓒ

| 発 行 | 2018 年 6 月 20 日　1 版 1 刷 |
| | 2018 年 11 月 20 日　1 版 2 刷 |

| 編著者 | 和　田　隆　志 |
| | 柏　原　直　樹 |

| 発行者 | 株式会社　中外医学社 |
| | 代表取締役　青　木　　滋 |
| | 〒 162-0805　東京都新宿区矢来町 62 |
| | 電　話　　（03）3268-2701（代） |
| | 振替口座　　00190-1-98814 番 |

印刷・製本/横山印刷㈱　　　　　　　　〈MS・KN〉
ISBN978-4-498-22436-0　　　　　　Printed in Japan

**JCOPY**　＜(社)出版者著作権管理機構 委託出版物＞

本書の無断複写は著作権法上での例外を除き禁じられています．
複写される場合は，そのつど事前に，(社)出版者著作権管理機構
（電話 03-3513-6969，FAX 03-3513-6979，e-mail: info@jcopy.
or.jp）の許諾を得てください．